Dr Monika Kumari
Dr Basavaraj Patthi
Dr Ashish Singla

Marketing społeczny w stomatologii

Dr Monika Kumari
Dr Basavaraj Patthi
Dr Ashish Singla

Marketing społeczny w stomatologii

Wydawnictwo Bezkresy Wiedzy

Imprint
Any brand names and product names mentioned in this book are subject to trademark, brand or patent protection and are trademarks or registered trademarks of their respective holders. The use of brand names, product names, common names, trade names, product descriptions etc. even without a particular marking in this work is in no way to be construed to mean that such names may be regarded as unrestricted in respect of trademark and brand protection legislation and could thus be used by anyone.

Cover image: www.ingimage.com

Publisher:
Wydawnictwo Bezkresy Wiedzy
is a trademark of
International Book Market Service Ltd., member of OmniScriptum Publishing Group
17 Meldrum Street, Beau Bassin 71504, Mauritius

Printed at: see last page
ISBN: 978-620-0-81073-1

MARKETING SPOŁECZNY W STOMATOLOGII

Spis treści

WPROWADZENIE

Biznes to działalność polegająca na zarabianiu na życie lub zarabianiu pieniędzy poprzez produkcję lub kupno i sprzedaż produktów (towarów i usług). Stephenson definiuje biznes jako "regularną produkcję lub kupno i sprzedaż towarów, podejmowaną w celu osiągnięcia zysku i zdobycia bogactwa poprzez zaspokojenie ludzkich pragnień". Według Dicksee'a (1980), "Biznes odnosi się do formy działalności prowadzonej w celu osiągania zysków na rzecz tych, na rzecz których działalność jest prowadzona[1]".

Na całym świecie jest bardzo niewiele firm, które mają korzyści z niepisanego i nieakceptowanego oczekiwania, że klienci dobrowolnie przejdą przez ich drzwi co najmniej dwa razy w roku. [2] Stomatologia jest jedną z nich, ponieważ jest to relacja biznesowa pomiędzy dentystą a pacjentem. Stomatologia jest zdefiniowana przez ADA (1997) jako "ocena, diagnoza, profilaktyka i/lub leczenie (zabiegi niechirurgiczne, chirurgiczne lub pokrewne) chorób, zaburzeń i/lub stanów jamy ustnej, okolicy szczękowo-twarzowej i/lub struktur przyległych i pokrewnych oraz ich wpływu na organizm człowieka; wykonywane przez lekarza dentystę, w ramach jego wykształcenia, szkolenia i doświadczenia, zgodnie z etyką zawodu i obowiązującym prawem". [3]

W stomatologii, ze względu na brak świadomości znaczenia zdrowia jamy ustnej wśród ludzi, istnieje potrzeba promowania zdrowia publicznego przy pomocy marketingu społecznego, który stosuje strategie marketingu komercyjnego i opracowuje koncepcję marketingu zintegrowanego z innymi podejściami do zmian społecznych. Ma to na celu wpłynięcie na zachowania, które przynoszą korzyści jednostkom i społecznościom dla większej świadomości. Marketing społeczny opiera się na dwóch zasadach, pierwszą z nich jest "Zasada Społeczna", która wykorzystuje podejście do nauki o społeczności i polityki społecznej, a drugą "Zasada Marketingu", która wykorzystuje podejście do marketingu komercyjnego i sektora publicznego. Marketing społeczny polega na projektowaniu, wdrażaniu i kontroli programów obliczonych na wpływanie na akceptowalność idei społecznych i obejmujących kwestie planowania produktów, cen. [1]

Według badań przeprowadzonych w Indiach przez Gambhir RS i Gupta T(2016) około 80% stomatologów pracuje w dużych miastach, zaspokajając potrzeby zdrowotne jamy ustnej około 31% ludności miejskiej2. W zależności od modelu praktyki istnieje potrzeba prowadzenia polityki dentystycznej, która może dać tym pacjentom skuteczną możliwość przezwyciężenia napotykanych przez nich barier. 6 P's w marketingu społecznym tj. produkt, umiejscowienie, promocja, cena oraz People& Passion, mogą być bardzo pomocne w dziedzinie stomatologii. 1

.

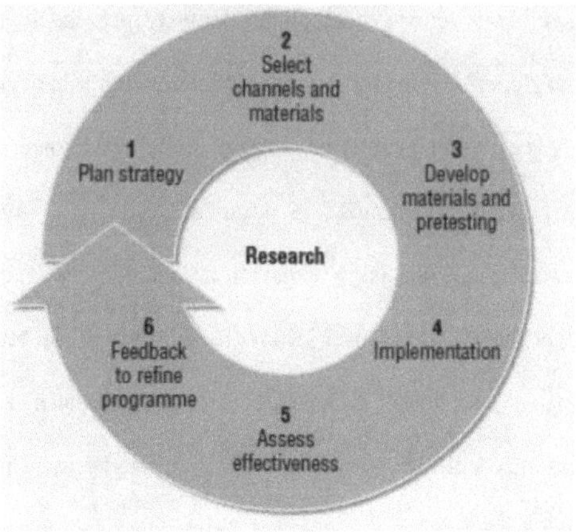

Rys. 1

W zdrowiu najważniejsze są promocje, które obejmują pieniądze, czas, wysiłek fizyczny i poznawczy, styl życia, czynniki psychologiczne i kontakty społeczne. Kiedy mówimy o marketingu, to nie chodzi tylko o plakaty. Nie można oczekiwać, że niektóre krótkie kampanie marketingu społecznego spowodują znaczące zmiany poznawcze i/lub behawioralne: są one jednak obliczone i ciągłe stosowanie ich jest postrzegane jako warunek konieczny do skutecznych interwencji w zakresie zdrowia publicznego. 3

Choroby stomatologiczne stanowią poważne zagrożenie dla zdrowia publicznego i mają znaczący wpływ na jakość życia, co z kolei wpływa na codzienną wydajność i ogólne zadowolenie z życia. Według badań przeprowadzonych przez Gambhir RS, Gupta T (2016), ujawniono, że w Indiach około 50% dzieci w wieku szkolnym cierpi na próchnicę zębów, a ponad 90% dorosłej populacji jest dotknięta chorobami przyzębia. Głównymi przyczynami tego stanu rzeczy są słaba znajomość zagadnień związanych ze zdrowiem jamy ustnej, problemy finansowe, świadomość, dostępność dentysty oraz adekwatność siły roboczej w stomatologii pod względem wielkości i rozmieszczenia geograficznego. 2

W celu przezwyciężenia tych problemów media społecznościowe odgrywają ważną rolę, ponieważ mogą zapewnić świadomość za pomocą promocji i innych skutecznych metod zarówno dla obszarów miejskich, jak i wiejskich za pośrednictwem szkół, banków, mediów lokalnych itp. Nawet rząd w większości krajów rozwijających się, takich jak Kenia, Chiny i niektóre kraje Azji Wschodniej, zobowiązał się do dbania o zdrowie jamy ustnej i stomatologię, formułując polityki mające na celu poprawę zdrowia jamy ustnej ludności, w szczególności dzieci, oraz zwiększenie dostępu do podstawowej opieki dentystycznej. [5]

Platforma mediów społecznościowych naszej praktyki zapewnia systematyczny, celowy i łatwy sposób nie tylko na lepsze łączenie się z pacjentami, ale także na zachęcanie innych do dobrego postępowania. Sugerujemy ponadto, że istnieje potrzeba opracowania krajowych systemów, które powinny być zdolne do nadzoru nad chorobami i zasobami ludzkimi oraz monitorowania adekwatności i skuteczności ich systemów opieki zdrowotnej w zakresie jamy ustnej. 4

PODSTAWOWE ROZWAŻANIA

Co to jest marketing cyfrowy?

Marketing cyfrowy rozwijany od lat 90-tych i 2000-tych zmienił sposób działania. Marki i biznes zaczęły wykorzystywać technologię do celów marketingowych. Rok 1995 stał się przełomowy w historii Indii, ponieważ pierwszy publicznie dostępny serwis internetowy został uruchomiony w Indiach przez należącą do stanu Videsh Sanchar Nigam Limited1. W dzisiejszych czasach Internet jest dostępny dla każdego, co wskazuje na to, że informacje dotyczące każdej rzeczy są łatwo dostępne dla wszystkich. Marketing zawsze polegał na łączeniu się z publicznością we właściwym miejscu i czasie, co oznacza, że marketerzy muszą spotykać się z ludźmi, podczas gdy oni już spędzają czas w Internecie. 6

Ponieważ marketing cyfrowy jest zależny od technologii, konieczna jest pewna strategia w serii działań, które pomogą w osiągnięciu celu. Istnieją różne strategiczne sposoby, które mogą być wykorzystane w medium cyfrowym do popularyzacji i napędzania konwersji do rozpoczęcia działalności gospodarczej. Search Engine optimization, Search Engine Marketing, tworzenie treści, Social media marketing, digital Display Advertising i Retargeting i remarketing, Mobile Marketing itp., są różne strategiczne medium, które mogą być wykorzystane. Te strategiczne media mogą być używane tylko wtedy, gdy istnieje medium zaplecza internetowego. 7

W Indiach Internet rozpoczął się w 1986 r. wraz z uruchomieniem Educational Research Network (ERNET). ERNET został zainicjowany przez Development of Electronics (DOE) przy wsparciu finansowym rządu Indii i Programu Narodów Zjednoczonych ds. Rozwoju (UNDP), w którym uczestniczy osiem najważniejszych instytucji. [26]

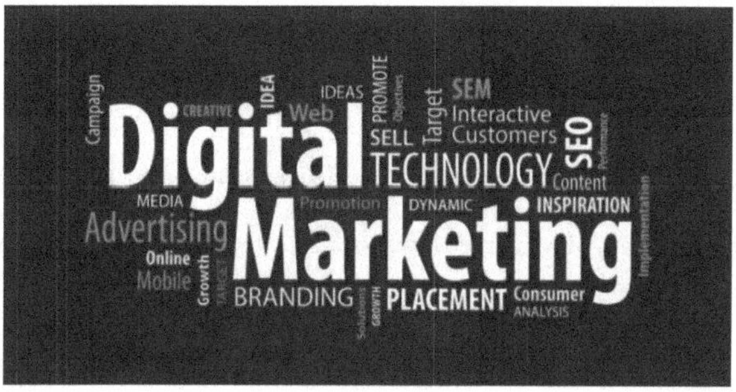

Rys.2

Kiedy mówimy o cyfryzacji w Indiach pomimo dużej bazy internautów, tylko 26% ludności Indii miało dostęp do Internetu w 2015 roku. Jest to znaczący wzrost w stosunku do lat poprzednich, biorąc pod uwagę, że wskaźnik penetracji internetu w Indiach wyniósł w 2011 roku około 10%. Łączność cyfrowa jest podstawowym udogodnieniem, które powinno być zapewnione na obszarach wiejskich, ponieważ przebywa tam 70 % ludności Indii. [2] Na obszarach wiejskich obserwuje się nagły wzrost cyfryzacji, a jej przyczyną jest "Rządowy Program Indii Cyfrowych", który ma na celu rozbudowę infrastruktury cyfrowej, aby połączyć cały kraj i zapewnić platformę cyfrową dla usług bankowych, zarządzania, opieki zdrowotnej i edukacyjnych. Program ten został uruchomiony [1] lipca 2015 roku przez indyjską premier Narendrę Modi. Inicjatywa ta obejmuje plany połączenia obszarów wiejskich z sieciami szybkiego Internetu. Po tej inicjatywie Indie stały się drugim krajem na świecie pod względem liczby użytkowników Internetu, z 500 milionami podłączonych użytkowników do czerwca 2018 r. Chiny mają największą liczbę użytkowników Internetu na świecie - 746 milionów. W związku z tym branża medyczna zwraca się w stronę technologii mobilnej, socjalnej i przeszukującej, ponieważ ma możliwość dotarcia do rosnącej liczby klientów, którzy poszukują informacji na temat opieki zdrowotnej w Internecie. [26]

W sektorze opieki zdrowotnej nastąpiła widoczna transformacja, która stwarza zarówno szanse, jak i wyzwania dla marketerów. Istnieją dwie zmienne, które napędzają tę transformację. Jedną z nich jest wzrost liczby konsumentów korzystających z usług opieki zdrowotnej w formie cyfrowej, a drugą - przejście od opłaty za usługę do modelu świadczenia opieki zdrowotnej opartego na zadowoleniu pacjentów, wynikach w zakresie jakości i przejrzystości. [10] Marketing cyfrowy ma swoje zalety także w porównaniu z innymi kanałami reklamowymi, takimi jak radio, telewizja i inne, możemy z łatwością zaplanować udany marketing internetowy w ramach budżetu. Zaletą marketingu cyfrowego jest to, że jego zasięg jest tak duży, że nie ma ograniczeń co do zasięgu geograficznego, jaki może mieć. Ponadto, marketerzy muszą zapewnić budżet i systemy zarządzania integrują płatne, posiadane i zarobione media firmy. Jako marketing cyfrowy jest wirtuozem, można rozmawiać z klientami za pośrednictwem telefonów komórkowych, pobudzać ich wyobraźnię z cyfrowych arcydzieł wyświetlania, zagłębić się w ich psychikę poprzez Search Engine Optimization (SEO) Badania i zaintrygować ich e-mail marketingu, który mówi do ich własnych szczególnych zainteresowań. [11]

Cyfrowy marketing w stomatologii

Media społecznościowe są dobrodziejstwem komunikacyjnym dla społeczności związanej ze zdrowiem publicznym i mają potencjał do promowania i zmiany wielu zachowań i kwestii związanych ze zdrowiem, szczególnie w czasach kryzysu. [4] Kiedyś zdarzało się, że osoba miała ból zęba, szukała w książce telefonicznej lub Yellow Pages i szukała dentysty. W czasie, gdy znaleźli lekarza ból poszedł od złego do gorszego, ponieważ wcześniej dentysta używane do tradycyjnego sposobu reklamy i marketingu, które dają słabe wyniki dla dentysty, jak również dla pacjenta . [5]

W ciągu ostatnich kilku lat czas ten zmienił się radykalnie, a powodem tego jest ciągłe skupienie się rządu na digitalizacji. Digitalizacja ma bezpośredni wpływ na całkowity wolumen handlu w gospodarce, ponieważ pomaga w zwiększeniu wydajności każdego przedsiębiorstwa. Media drukowane są przejmowane przez media elektroniczne, a media elektroniczne przez media cyfrowe. [6] Obecnie ludzie używają stron internetowych, mediów społecznościowych i platformy cyfrowej nawet do wyszukiwania i kupowania towarów. Marketing społecznościowy okazał się być obiecującą interwencją w zakresie zmiany zachowań zdrowotnych. [7] Marketing cyfrowy jest procesem zwiększania widoczności w Internecie, ruchu na stronach internetowych i ostatecznie nowych pacjentów prowadzi od wyszukiwarek poprzez płatne reklamy i wysiłki organiczne. Podstawą marketingu cyfrowego w dziedzinie zdrowia publicznego jest to, że techniki stosowane z powodzeniem do promocji produktów w biznesie komercyjnym mogą być z powodzeniem stosowane do promowania przyczyn społecznych. [8] Społeczne kampanie marketingowe mogą być zaprojektowane z wykorzystaniem różnych modeli behawioralnych, jednak wiadomości muszą być dostosowane do poziomu wiedzy i wskazówek do działań na rzecz zmiany zachowań w grupie docelowej. Celem jest osiągnięcie korzyści dla grupy docelowej poprzez zmianę zachowań negatywnych na bardziej pozytywne. Środki masowego przekazu są najczęściej wykorzystywane jako sposób rozpowszechniania informacji w kampaniach marketingu społecznego. Stwierdzono, że marketing społeczny w środkach masowego przekazu odnosi sukcesy w "sprzedaży" pozytywnych zachowań, wiedzy i postaw związanych z szeregiem tematów związanych ze zdrowiem, takich jak odżywianie, ćwiczenia fizyczne, papierosy, alkohol i zażywanie nielegalnych narkotyków. [9] Wykorzystanie kampanii marketingu społecznego w środkach masowego przekazu skutecznie wpłynęło na wzrost świadomości na temat znaczenia zdrowia jamy ustnej. Kampanie z przekazem ukierunkowanym lub istotne z kulturowego punktu widzenia okazały się bardziej skuteczne w zwiększaniu odsetka badań przesiewowych, podobnie jak kampanie wykorzystujące świeckich i społecznych pracowników służby zdrowia. Marketing cyfrowy w stomatologii stał się ważniejszy niż kiedykolwiek. Marketing jest znaczącym obszarem funkcjonalnym, który pomaga lekarzom stomatologom w osiąganiu celów biznesowych. Z biznesowego punktu widzenia jest to równie ważne jak kliniczne umiejętności lekarzy dentystów. [10] Teraz jeden dzień ludzie zwracają się do Internetu, aby przeprowadzić pewne badania, zanim zdecydują się na wizytę u dentysty. Niewiarygodna moc mediów społecznościowych jest to, że jeśli tylko jeden zwolennik akcji jeden ciekawy przegląd na temat stomatologii to automatycznie dotrzeć do kilku zwolenników. Wiele osób polega na internetowych recenzji i zaleceń przy podejmowaniu decyzji, który gabinet stomatologiczny lub dentysta odwiedzić. [11]

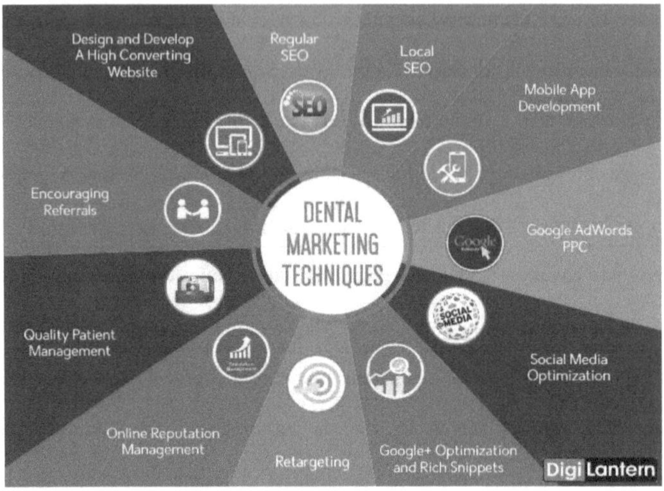

Rys. 3

Marketing cyfrowy prezentuje szerokie spektrum możliwości destrukcyjnego budowania marki stomatologicznej. Nowe narzędzia i platformy marketingowe utorowały drogę do rozwoju innowacyjnych strategii marketingowych. [12] Lekarze dentyści powinni rozważyć swoje umiejętności komunikacyjne jako część ogólnej strategii zarządzania, rozpoznając różne procesy zachowań nabywców swoich pacjentów. Przyjęcie pacjentów, odpowiednie zachowanie zawodowe i przyjemna atmosfera mają pozytywny wpływ na pacjentów. Relacja lekarz-pacjent jest kluczowym czynnikiem wpływającym na zadowolenie pacjenta, co z kolei prowadzi do mówienia o nim. [13] Amerykańskie Stowarzyszenie Stomatologiczne (American Dental Association - ADA) 2017 stwierdza, że 70%-80% nowych pacjentów w typowej praktyce stomatologicznej pochodzi z rekomendacji dotychczasowych pacjentów. Tak więc, komunikacja powinna być pozytywnie sformułowana i podkreślać osobiste korzyści z usług stomatologicznych, jak wcześniej zidentyfikowano. Wszyscy członkowie zespołu dentystycznego (w tym pielęgniarki dentystyczne i recepcjoniści) powinni być zachęcani do zastanowienia się nad ich komunikacją werbalną i komunikatami przekazywanymi pacjentom, zwłaszcza tym niechętnym. [14] Dentysta musi oszacować czynniki związane z estetyką stomatologiczną, w tym indywidualne preferencje, czynniki kulturowe i społeczno-demograficzne. Oferowanie elastyczności, zwłaszcza w kwestiach ekonomicznych, może prowadzić do pozytywnych rezultatów zarówno dla stomatologa, jak i dla pacjenta. Podobnie jak w czasie kryzysu gospodarczego istnieje potrzeba zrekompensowania zmniejszenia dochodów pacjentów, a za tę wartość dodaną mogą być oferowane przez stomatologów usługi. Na przykład bezpłatne badania przesiewowe, wybielanie zębów, płatności ratalne i inne udogodnienia mogą być zapewnione pacjentom. Układ gabinetu dentystycznego, wystrój i atmosfera to również niektóre z cech, które pacjenci uważają za jakość usług. Powodzenie marketingu zależy w pewnym stopniu od czasu oczekiwania pacjenta i odpowiedniego zaplanowania terminu wizyty w celu zapewnienia opieki stomatologicznej. [12] Stomatolodzy powinni unikać planowania wizyt na dłużej niż 3 tygodnie, ponieważ ta taktyka wypełnia terminarz stomatologiczny na długi czas, nie gwarantując pacjentom, że pozostaną na czas, aby zakończyć całe leczenie. Systematyczne zachowywanie odstępów czasowych w harmonogramie wizyt stomatologa w celu sprostania nowym zapotrzebowaniom to również identyfikacja pomysłów bardzo dobrej strategii biznesowej. [10]

Ponieważ wiemy, że każda moneta ma dwie strony, media społecznościowe dają dużą szansę na promocję zdrowia dentystycznego w środowisku zdrowia publicznego, umożliwiając dentystycznym specjalistom ds. zdrowia publicznego dotarcie daleko i szeroko i bezpośrednio do społeczeństwa w wielu kwestiach dotyczących zdrowia publicznego, a jednocześnie jej ostrożne wykorzystanie jest niezbędne, aby zapobiec kolosalnym szkodom. [12]

Sposoby promocji

Jednym z ważnych kroków w marketingu jest promowanie biznesu. Wykorzystanie mediów społecznościowych przez lekarzy stomatologów w ogóle, a w szczególności w ramach ich strategii marketingowej i potencjalnych determinantów związanych z tymi zachowaniami wymaga uwagi w promocji stomatologii. [12]

Marketing w mediach społecznościowych w gabinecie stomatologicznym wymaga cierpliwości i wytrwałości. Czasami nagrody nie są łatwo dostrzegalne. Wrażliwość stomatologa przemawia za tym, że wzmocnienie relacji z klientami i potencjalnymi pacjentami robi różnicę, powiększa klientów, przynosi większe zyski, wzmacnia karierę każdego zespołu, a nawet może zmienić świat na wiele sposobów. [9]

Główne powody, dla których marketing ma charakter społeczny to: ludzie kupują od osób, które preferują znajomość marki, a także chcą poznać dentystę, który dba o ich dobre samopoczucie. Marketing został na nowo zdefiniowany po wprowadzeniu mediów społecznościowych w tej dziedzinie. Dziś nieobecność w mediach społecznościowych jest widoczna, a rozmowy odbywają się z nami lub bez nas. Jakość udostępnianych informacji jest podejrzana, więc mamy obowiązek się zaangażować. [10]

Promocja w mediach społecznościowych jest ważna w stomatologii, ponieważ pomaga w dotarciu do osób, którym służymy, i w kontakcie z nimi, pomaga w podnoszeniu świadomości na temat zdrowia jamy ustnej i poprawie umiejętności czytania i pisania o zdrowiu jamy ustnej, pomaga w nauczaniu umiejętności zapobiegania poprzez ten sposób promocji, pomaga w rozwijaniu zdrowych zachowań i zwiększaniu dostępu do opieki nad zdrowiem jamy ustnej, a także pomaga w pewnym stopniu słuchać obaw i rozumieć potrzeby pacjentów. [11]

Istnieją pewne powody, aby angażować media społecznościowe w promocję stomatologii, a głównym powodem jest to, że media społecznościowe budują głęboką komunikację z obecnymi pacjentami, a także pomagają w pozyskiwaniu pacjentów, edukacji itp. Zarządzanie reputacją w Internecie i rozwój zawodowy można również osiągnąć poprzez media społecznościowe. Tworzenie sieci pomiędzy specjalistami jest również ważne w dziedzinie stomatologii i media społecznościowe są najlepszym wyborem w tym zakresie. Zwiększona świadomość zdrowotna jamy ustnej, lepsza znajomość zagadnień związanych ze zdrowiem jamy ustnej, lepsze zachowania zdrowotne jamy ustnej oraz zwiększony dostęp do opieki mogą być również osiągnięte poprzez media społecznościowe. Może to również stworzyć ogólnokrajową sieć stomatologiczną. [12]

Platformy mediów społecznościowych wykorzystywane do promocji to Facebook, google+, YouTube itp. Facebook jest doskonałą platformą do promocji stomatologicznej, ponieważ ma miliony aktywnych użytkowników. Google+ ma znaczenie, ponieważ Google przygląda się wszystkim wpisom i pomoże w zwiększeniu optymalizacji strony pod kątem wyszukiwarek (SEO) z powodu tej aktywności. YouTube, którego właścicielem jest Google, jest kolejną ważną platformą, która jest ogromnie poszukiwana przez ludzi, ponieważ ludzie wolą raczej obejrzeć film niż coś przeczytać. 9

Kampania na rzecz mediów społecznościowych

Słownik Encarta definiuje słowo społeczne i odnosi je do społeczeństwa ludzkiego. Definiuje również słowo media jako różne środki masowej komunikacji przez Internet, telewizję, radio, czasopisma, gazety itp. Wszelki marketing stomatologiczny dzisiaj zaczyna się lub kończy cyfrowo, a media społecznościowe odgrywają kluczową rolę. [14] Jako wyszukiwarki internetowe i media społecznościowe odgrywają coraz większą rolę w interakcjach społecznych i marketingu, praktyki dentystyczne i ortodontyczne nie mogą już polegać wyłącznie na tradycyjnych formach reklamy i komunikacji marketingowej, aby połączyć się z ich pacjentami. Jest to wiek technologii cyfrowej i ponad 75% dorosłych jest dostępnych online. Promocja i komunikacja marketingowa nie są już opcją, ponieważ stały się koniecznością24. Ponieważ 80% dorosłych użytkowników Internetu poszukujących informacji na temat zdrowia w Internecie, proste wyszukiwanie w Internecie jest obecnie najłatwiejszym sposobem na znalezienie dentysty przez potencjalnych pacjentów. Finansowy sukces praktyki dentystycznej zależy od bazy pacjentów. [10] Oznacza to, że dentyści muszą przyciągać nowych pacjentów do gabinetu, pozostając w kontakcie z dotychczasowymi pacjentami, aby zapewnić ich zaangażowanie i aktywność w gabinecie. Konsumenci oczekują dziś, że praktyka dentystyczna i ortodontyczna obejmie media społecznościowe, zakorzeniając się w ich różnych sieciach społecznych. To właśnie tutaj zaczyna się podróż mediów społecznościowych. [24]

Media społecznościowe stały się bardziej dostępne dla dużej liczby osób po wynalezieniu androida. Android jest mobilnym systemem operacyjnym opracowanym przez Google, opartym na zmodyfikowanej wersji jądra Linuksa i innym oprogramowaniu open source i zaprojektowanym głównie dla urządzeń mobilnych z ekranem dotykowym, takich jak smartfony i tablety. [37] Pierwsze komercyjne urządzenie z systemem Android zostało wprowadzone na rynek we wrześniu 2008 roku. Łatwość obsługi smartfonów i rosnąca zależność od nich nadal napędza większe wykorzystanie mediów społecznościowych. 20% całego czasu spędzanego w mediach cyfrowych spędza się na portalach społecznościowych lub w aplikacjach społecznościowych, a prawie 80% całego czasu spędzanego w mediach społecznościowych spędza się na smartfonach. [57]

Ogromny wzrost wykorzystania mediów społecznościowych za pośrednictwem telefonii komórkowej ma szereg konsekwencji dla marketingu, w tym:

-Reklama społeczna : Możliwość dotarcia do ważnych docelowych danych demograficznych na portalach społecznościowych, takich jak Facebook, Twitter i Snapchat za pośrednictwem reklamy społecznej.

-Rosnące znaczenie inwestowania w wysokiej jakości obrazy, zdjęcia i wideo dla public relations i marketingu za pośrednictwem mediów społecznościowych (które są obecnie bardzo wizualnymi platformami). [57]

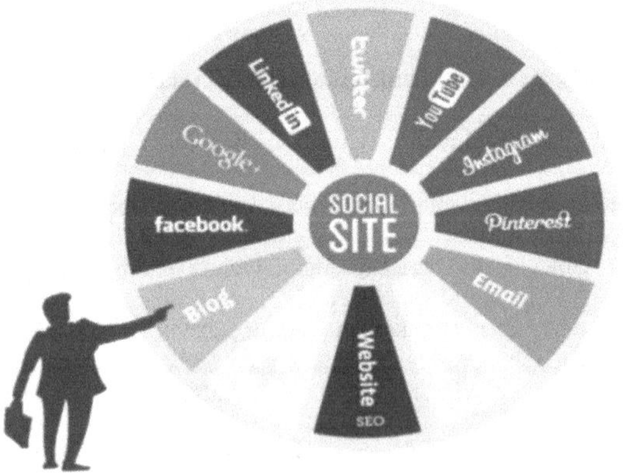

Rys.4

FACEBOOK: -

Facebook jest serwisem społecznościowym założonym przez Marka Zuckerberga i jego współlokatora z college'u oraz kolegę z Harvardu, studenta Eduardo Saverina. Serwis został uruchomiony 4 lutego 2004 roku. Członkostwo w serwisie zostało początkowo ograniczone przez założycieli do studentów Harvardu, ale zostało rozszerzone na inne uczelnie w rejonie Bostonu, Ivy League i stopniowo na większość uniwersytetów w Stanach Zjednoczonych i Kanadzie, korporacje, a do września 2006 roku na wszystkich z ważnym adresem e-mail wraz z wymogiem wieku 13 lat i więcej. [21] portali społecznościowych służy nie tylko jako pomoc rozrywkowa, ale także jako coraz większe źródło informacji na temat opieki zdrowotnej, a Facebook jest preferowanym źródłem informacji na temat zdrowia dla tych, którzy korzystają z portali społecznościowych dla celów zdrowotnych (Dolan2011). Facebook ma około 2 miliardów użytkowników miesięcznie do 2017 r. Obecność na Facebooku może przynieść dodatkowe możliwości marketingowe dla gabinetu stomatologicznego. Jest on szeroko wykorzystywany do zaangażowania i słuchania. [28] Funkcja zapytań/zapytań może być wykorzystywana do celów zaangażowania. Facebook Insights może być śledzony. Dodanie filmów i zdjęć może wzbogacić treść. Promocja krzyżowa może być prowadzona w innych mediach społecznościowych, takich jak Twitter, Pinterest, Google+, itp. 24. Coraz więcej stomatologów wykorzystuje Facebooka jako narzędzie komunikacji, dzięki czemu mogą szeroko przekazywać swoje wiadomości (filmy wideo, historie i zdjęcia) w celu zwiększenia świadomości produktu lub równości marki. [23] Jednocześnie znaczna część pacjentów odwiedza stronę na Facebooku, decydując o tym, z jakiego leczenia stomatologicznego będą korzystać. Ostatnie krajowe badanie przeprowadzone przez Pew Research Center w 2009 r. wskazuje, że ponad połowa amerykańskich dorosłych (57%) szuka informacji na temat zdrowia w Internecie, a jedna piąta korzysta z Facebooka lub innych mediów społecznościowych, aby otrzymywać aktualizacje na temat kwestii zdrowotnych (Fox i Jones 2009). Jako wirtualna platforma mediów społecznościowych Facebook oferuje łatwy i efektywny kosztowo sposób przekazywania informacji na temat zdrowia, promowania swoich produktów i usług oraz budowania społeczności markowych28 , zarówno dla sektora komercyjnego, jak i non-profit. Na przykład, coraz więcej organizacji zajmujących się zdrowiem stworzyło na Facebooku aplikacje zdrowotne, które pozwalają użytkownikom śledzić swoje cele w zakresie ćwiczeń fizycznych i diety (Donohue 2009) oraz koordynować swoje plany ćwiczeń (Dugan 2010). Towarzystwa ubezpieczeń zdrowotnych zaczęły również udzielać porad i wskazówek dotyczących zdrowia oraz wysyłać wiadomości marketingowe za pośrednictwem Facebooka, starając się współdziałać z klientami w celu poprawy wizerunku branży ubezpieczeniowej (Terry 2011). [23] Interaktywne możliwości oferowane na Facebooku ułatwiają również użytkownikom wirtualną wymianę treści i zachęcają odbiorców docelowych do angażowania się w marketing wirusowy. Ten rodzaj osobistej rekomendacji skutecznie przyciąga uwagę potencjalnych konsumentów i wpływa na postawy wobec organizacji i jej marek (Thackeray i in. 2008). Tak więc Facebook jest idealną platformą ułatwiającą budowanie świadomości marki i promującą jej zaangażowanie, ponieważ jego trzon stanowią portale społecznościowe i budowanie relacji (Tuten2008)[23]. W tych okolicznościach Facebook i inne portale społecznościowe zapewniają kilka korzyści w porównaniu z innymi kanałami komunikacji dla osiągnięcia celów organizacyjnych w zakresie znajomości zagadnień zdrowotnych. Ale dentyści muszą zawsze uważać, że Facebook może być mieczem obosiecznym; zarówno pozytywne, jak i negatywne opinie na pewno się pojawią. [28]

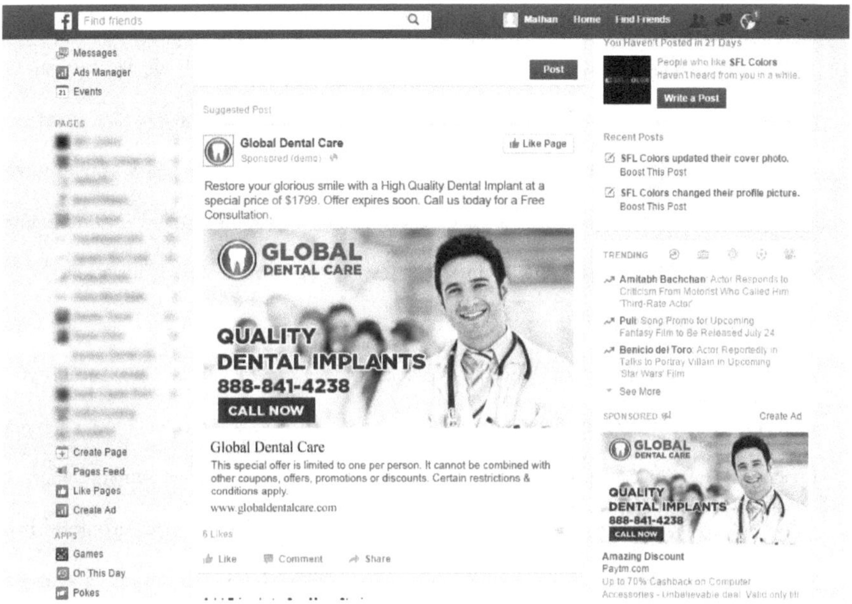

Rys.5

TWITTER: -

Twitter to amerykański internetowy serwis informacyjny i społecznościowy, na którym użytkownicy zamieszczają i komunikują się z wiadomościami znanymi jako "tweety". Serwis został stworzony w marcu 2006 roku przez Jacka Dorseya, Noah Glass, Biz Stone'a i Evana Williamsa i uruchomiony w lipcu tego roku. Serwis szybko zyskał światową popularność. W 2015 roku ponad 100 milionów użytkowników umieszczało 340 milionów tweetów dziennie. Mikroblogowanie jest formą technologii mediów społecznościowych, która pozwala użytkownikom na dzielenie się i wymianę niewielkich ilości treści tekstowych i mediów. Twitter jest popularnym serwisem microbloggingowym, który pozwala użytkownikom na rozpowszechnianie informacji w 140 lub mniej znakach tekstowych i jest bardzo znanym i szeroko stosowanym medium z około 572 000 nowych kont utworzonych w samym tylko miesiącu marcu 2011 roku. Obecnie szacuje się, że Twitter ma co najmniej 200 milionów zarejestrowanych kont i generuje około 110 milionów tweetów dziennie (Chiang, 2011). [26] Pomimo wszechobecności Twittera® w Internecie, badania mające na celu zbadanie tego sposobu komunikacji jako sposobu przekazywania i dzielenia się osobistymi doświadczeniami i informacjami zdrowotnymi były ograniczone. Twitter zapewnia stałą rozmowę i może być wykorzystywany do budowania relacji opartych na zaufaniu poprzez wpisy do tych, z którymi chce się komunikować na bieżąco. Sieć ta może być wykorzystywana do angażowania klientów o indywidualnych zainteresowaniach oraz do zamieszczania krótkich artykułów o nowych zabiegach lub lekarstwach. Twitter wymaga czasu ze strony "tweetera", aby regularnie publikować myśli lub pomysły. Blogi świetnie nadają się do marketingu w wyszukiwarkach, w rozmowach, wprowadzaniu ludzkiego głosu do praktyki, budowaniu świadomości marki i generowaniu zainteresowania praktyką. Ciekawe wpisy na blogach sprawiają, że czytelnik wraca po więcej, więc tematy powinny być ekscytujące, budzić ciekawość i angażować opinie. [27]

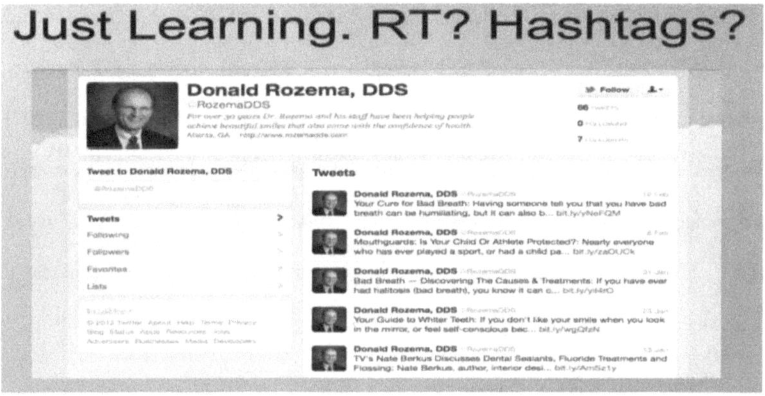

Rys.6

YOUTUBE: -

Jako największa platforma wideo na świecie, YouTube wywarł wpływ w wielu dziedzinach, a niektóre z pojedynczych filmów YouTube miały bezpośredni wpływ na wydarzenia na świecie. YouTube został stworzony przez Chada Hurleya, Steve'a Chena i Jaweda Karima, trzech byłych pracowników PayPal 14 lutego 2005 r.[9]YouTube jest formą marketingu wideo, która umożliwia praktykom lub dostawcom zamieszczanie i udostępnianie reklam wideo, procedur leczenia i filmów edukacyjnych w celu promowania praktyki. YouTube pozwala na dużą przyjemność z zamieszczania materiałów i może wykładniczo rozszerzyć praktykę. Strona YouTube jest przyjazna dla użytkownika. Edukatorzy zdrowotni i Centra Kontroli i Prewencji Chorób (CDC) (2011) uznają, że YouTube cieszy się wysokim poziomem zaangażowania i komfortu wśród młodych użytkowników. [9] Dla zwiększenia zainteresowania i oglądalności filmu ważne jest, aby oznaczyć go lub umieścić na nim ekscytujący lub opisowy napis. Wgrywanie filmów na YouTube jest łatwe i, co najważniejsze, bezpłatne. Starannie dobrane filmy wideo z YouTube oferują nowe źródło mediów do wykorzystania jako narzędzie pedagogiczne w edukacji zdrowotnej, które łączy się z uczniami poprzez technologię. Keelan, Pavri-Garcia, Tomlinson i Wilson (2007) przeprowadzili analizę treści filmów YouTube na temat szczepień ochronnych i dostrzegli wielki potencjał YouTube jako skutecznego kanału informacyjnego o zdrowiu9. Filmy wideo z YouTube mogą ułatwić poprawę wyników w pisaniu akademickim poprzez dodanie nowych elementów do tradycyjnych technik nauczania. [22]

Niezależnie od rodzaju mediów społecznościowych, praktyka decyduje się na wykorzystanie swojego imperatywu, aby za wszelką cenę pominąć dramatyzm osobisty i negatywne opinie. Zrozumiałe jest również, że czasami mniej niż pochlebne recenzje mogą być zamieszczane od czasu do czasu przez nieszczęśliwego klienta. Do wszelkich negatywnych opinii najlepiej odnieść się otwarcie, tak szybko jak to możliwe, z zamiarem przedstawienia klientowi dokładnych informacji. [25]

PINTREST: -

Portal społecznościowy Pinterest został uruchomiony w 2010 roku przez Ben Silbermanna, Paula Sciarrę i Evana Sharpa w Kalifornii jako mała i nieznana sieć. Większość ludzi, w tym właściciele firm i profesjonaliści, nie mieli jasności co do dokładnych celów, ale Pinterest mógł dla nich osiągnąć. Jednak wzrost firmy Pinterest w ciągu ostatnich dwóch lat nie był niczym innym jak dramatycznym. Według danych comScore, sieć ma już ponad 48,7 miliona użytkowników i rośnie. Dane te sugerują, że przedsiębiorcy i profesjonaliści są szczególnie zainteresowani zwiększeniem swojej obecności w firmie Pinterest, biorąc pod uwagę jej wysoki poziom zaangażowania użytkowników. [27] Pinterest różni się od innych portali społecznościowych wysoką atrakcyjnością wizualną. Skuteczna platforma Pinterest dla gabinetu dentystycznego dostarcza czytelnikom nowych i edukacyjnych informacji. Obraz może mówić więcej niż tysiąc słów, a efektywne wykorzystanie obrazów może przyczynić się do skutecznej komunikacji z pacjentami. Czasami obrazy są przydatne do wywołania emocji, opowiedzenia historii lub przekazania silnego przekazu. Taki materiał zazwyczaj tworzy wspaniałe szpilki, dające wiele okazji do powtórki z innych. Jeśli tablica Pinteresta może poruszyć lub zainspirować czytelnika, to osiągnął on swój cel. [26]

LINKEDIN: -

Linkedln jest usługą zorientowaną na biznes i zatrudnienie, działającą za pośrednictwem stron internetowych i aplikacji mobilnych. Firma została założona w grudniu 2002 roku przez Reida Hoffmana i członków zespołu założycielskiego PayPal i Socialnet.com i uruchomiona 5 maja 2003 roku.[27]Podczas gdy większość popularnych serwisów społecznościowych została zaprojektowana dla przeciętnego człowieka do "socjalizacji", Linkedln jest unikalny w tym sensie, że chodzi o biznesowy networking. W serwisie Linkedln zarejestrowanych jest ponad 300 milionów użytkowników (Wagner, 2014). [27] To sprawia, że Linkedln jest zdecydowanie największą profesjonalną siecią mediów społecznościowych na świecie. Założenie konta Linkedln jest bardzo proste i intuicyjne. [9] Na Linkedln znajduje się nawet sekcja publikacji. Na tej stronie można opublikować książkę, opublikowane artykuły lub przeprowadzić pewne udokumentowane badania. Wymienienie tylu publikacji, ile jedna z nich wygenerowała, tylko zwiększa jego wiarygodność wobec innych specjalistów i potencjalnych pacjentów. [28]

Dental LinkedIn Groups42

Poniżej przedstawiono niektóre z grup powiązanych stomatologicznie: -

-American Student Dental Assoc: 887 członków

-Amerykańskie Stowarzyszenie Edukacji Stomatologicznej: 4 139 członków

-Marketing stomatologiczny: 8.322 członków

-Profesjonaliści z branży stomatologicznej: 5.395 członków

-Dental Geeks: 6.521 członków

-Profesjonaliści od implantów dentystycznych: 6 570 członków

-Stomatologia cyfrowa : 3.380 członków

Kroki do użycia LinkedIn25-

To są pewne kroki, które musimy wykorzystać dla Linked in-

-Dyskusje, zamieszczanie linków do komunikatów prasowych, wpisów na blogach lub po prostu rozpoczęcie dyskusji.

-Śledzenie rozmów podczas zaplanowanych podmuchów.

-Strona internetowa:COPY10

CO TO JEST APP:-

WhatsApp Messenger jest bezpłatną, międzyplatformową usługą wiadomości i Voice over IP (VoIP) należącą do Facebooka. WhatsApp został założony w 2009 roku przez Briana Actona

i Jana Kouma, obu byłych pracowników Yahoo! Po tym jak Koum i Acton opuścili Yahoo! we wrześniu 2007 roku, duet udał się do Ameryki Południowej, aby zrobić sobie przerwę w pracy. [27] W obecnym scenariuszu trudno jest wyobrazić sobie nasze życie bez telefonu komórkowego. Według raportu Nielsona Digital Consumer (2014) "Amerykanie posiadają przeciętnie cztery urządzenia cyfrowe i wiele urządzeń cyfrowych, mobilnych i podłączonych do nich osiągnęło masę krytyczną". Mobilne aplikacje marketingowe są różnego rodzaju, a mobilne media społecznościowe są ich częścią. Według najważniejszych danych na temat abonamentu telekomunikacyjnego (30 czerwca 2014 r.), w Indiach jest 914,92 mln użytkowników telefonów komórkowych, tj. 75% ludności Indii korzysta z telefonów komórkowych. [27]

"Marketing mobilny jako każde działanie marketingowe prowadzone poprzez wszechobecną sieć, do której konsumenci są stale podłączeni za pomocą osobistego urządzenia mobilnego". Trzy warunki muszą być spełnione, aby można było je uznać za marketing mobilny. Po pierwsze, powinna istnieć wszechobecna sieć. Po drugie, powinien istnieć stały dostęp dla użytkowników. Pierwszym mobilnym urządzeniem lokalizacyjnym i marketingowym wyposażonym w urządzenia mobilne była Palm VII, Personal Digital Assistant (PDA), opracowana przez Palm Computing w 1999 roku. Facebook i WhatsApp zostały stworzone, aby pozostać w kontakcie ze znajomymi. WhatsApp zostało założone w 2009 roku przez Briana Actona i Jana Kouma, byłych pracowników Yahoo. Koum nazwał aplikację "WhatsApp" tak, aby brzmiała jak "whatsApp". Jest to darmowa i wieloplatformowa usługa wiadomości i Voice over IP (VoIP) należąca do Facebooka. Aplikacja umożliwia wysyłanie wiadomości tekstowych i połączeń głosowych, a także połączeń wideo, obrazów i innych mediów, dokumentów i lokalizacji użytkownika. Aplikacja działa z urządzenia mobilnego, ale jest również dostępna z komputerów stacjonarnych. Oryginalni użytkownicy mogli komunikować się z innymi użytkownikami tylko indywidualnie lub w grupach użytkowników indywidualnych. [24]

Najlepszym powodem do wykorzystania WhatsApp do marketingu stomatologicznego jest fakt, że wielu pacjentów prawdopodobnie już go używa. Codziennie przez WhatsApp wysyłanych jest ponad 60 miliardów wiadomości. WhatsApp może już być kluczowym sposobem dzielenia się treściami przez publiczność za pośrednictwem "dark social" (termin używany do opisania, kiedy ludzie dzielą się treściami za pośrednictwem prywatnych kanałów, takich jak poczta elektroniczna lub aplikacje na czacie, takie jak WhatsApp, w przeciwieństwie do bardziej publicznych sieci, takich jak facebook). [23]

Istnieje kilka ograniczeń dla strategii marketingowej WhatsApp. Ponieważ każde konto WhatsApp jest powiązane bezpośrednio z jednym numerem telefonu komórkowego i można wysłać wiadomość tylko do 256 użytkowników WhatsApp na raz, nie jest to dobry wybór dla marketingu na dużą skalę. Szanse na sukces są więc większe, gdy dentysta wykorzystuje swoje ograniczenia na swoją korzyść. Siła WhatsApp polega na tym, że jest on powiązany ze smartfonami, które wydają się być bardziej osobiste dla ludzi niż komputer. Nie są one dzielone i ludzie noszą je wszędzie. Tak więc kampanie marketingowe powinny odzwierciedlać (i szanować) aspekt osobisty. To właśnie tam konsumenci wchodzą w interakcje z przyjaciółmi, więc zaufanie i kreatywność jest kluczem. [27]

Choć WhatsApp nie jest tak bogaty w funkcje jak Facebook Messenger dla marketingu, to jednak zmierza w tym kierunku. Brak reklamy i obecności korporacyjnej na WhatsApp oznacza, że początkujący użytkownicy mogą naprawdę wyróżniać się - jeśli robią to dobrze.

E-MAIL:-

Poczta elektroniczna (e-mail) jest metodą wymiany wiadomości ("poczta") między ludźmi za pomocą urządzeń elektronicznych. Poczta elektroniczna po raz pierwszy weszła do ograniczonego użycia w latach 60. i do połowy lat 70. przybrała formę uznaną obecnie za pocztę elektroniczną. Poczta elektroniczna została szeroko zaakceptowana przez biznes, rządy i organizacje pozarządowe w krajach rozwiniętych i jest jednym z kluczowych elementów "e-rewolucji" w komunikacji w miejscu pracy. Chociaż reklama elektroniczna wciąż stanowi mniej niż 12 procent całkowitych wydatków na reklamę w sieci, reklamodawcy zaczęli dostrzegać potencjał takich promocyjnych e-maili. "E-Mail Marketing to fala przyszłości". Szybko i ekonomicznie, e-mail musi stać się ważną częścią zintegrowanego planu marketingowego i medialnego". - Grupa Peppers & Rogers. 27

Oprogramowanie do e-mail marketingu jest rozsądnym i innowacyjnym sposobem na bezproblemowe wprowadzanie na rynek usług stomatologicznych. 92% wszystkich marketerów stosuje e-mail marketing. Email marketing jest znacznie tańszy i szybszy niż tradycyjna poczta, głównie z powodu wysokich kosztów i czasu wymaganego w tradycyjnej kampanii pocztowej do produkcji grafiki, drukowania, adresowania i mailingu. [23]

Dentystyczny e-mail marketing może być wyjątkowo skutecznym uzupełnieniem regularnej i spójnej zintegrowanej kampanii marketingowej i brandingowej. Wszystko, od zwiększenia liczby wizyt u pacjentów po budowanie relacji z nowymi pacjentami, wymaga strategii marketingowej w służbie zdrowia, która dociera do odbiorców i dostarcza im wartości. Email marketing pozwala stomatologom na konsekwentne dotarcie do grupy docelowej bez nadmiernego obciążania napiętym harmonogramem. [29]

BLOG:-

Termin "blog" pochodzi z połączenia słów "web" i "log" lub "weblog", a ostatecznie został skrócony do "blog". Blogi pojawiły się po raz pierwszy w latach 90-tych. Były to przede wszystkim dzienniki internetowe, w których ludzie zamieszczali osobiste relacje z życia. W tym czasie blogi były tradycyjnie budowanymi stronami internetowymi, które były aktualizowane i wysyłane ręcznie, ograniczając liczbę blogerów tylko do tych, którzy wiedzieli jak budować i wysyłać strony internetowe. Jedną z głównych różnic między stronami i blogami jest wielkość zaangażowania właściciela strony i odwiedzającego. Blogi są często wrzucane do mediów społecznościowych, ponieważ odwiedzający mogą zostawiać komentarze i rozmawiać z właścicielem bloga. Przed założeniem bloga, odwiedzający strony internetowe mogliby podpisać "księgi gości", ale nie było sposobu na przeprowadzenie rozmowy online (z wyjątkiem poczty elektronicznej) za pośrednictwem strony27. Blogi mogą być wykorzystywane do wszystkiego, co wiąże się z przekazywaniem lub publikowaniem informacji w sieci WWW, a do powszechnych zastosowań należy nauczanie oraz wykorzystanie w celach edukacyjnych i korporacyjnych.

Blogowanie jest ważną częścią wszystkich dentystycznych strategii marketingowych. Blog marketing to proces dotarcia do rynku docelowego Twojej firmy w domu poprzez wykorzystanie bloga. Główne korzyści z marketingu blogowego to łatwość użytkowania, brak kosztów rozpoczęcia i prowadzenia oraz pomoc w połączeniu z rynkiem. Praktyka prowadzenia bloga jest jednym z kluczowych elementów marketingu wewnętrznego. Koncentruje się ona na tworzeniu wysokiej jakości treści, na które ludzie szukają odpowiedzi i dostarczają im tych odpowiedzi w przemyślanej formie. [34]

INSTAGRAM:-

Instagram jest serwisem społecznościowym typu "photo and video sharing", którego właścicielem jest Facebook, Inc. Został on stworzony przez Kevina Systroma i Mike'a Kriegera i uruchomiony w październiku 2010 roku w San Francisco wyłącznie na iOS. Wersja dla urządzeń z systemem Android została wydana dwa lata później, w kwietniu 2012 r., a następnie w listopadzie 2012 r. z limitem funkcji interfejsu WWW, a także aplikacji na Windows 10 Mobile i Windows 10 odpowiednio w kwietniu 2016 r. i październiku 2016 r. [27]

Ludzie zawsze szukają "prawdziwych powiązań" dla tych firm, które wspierają. Nie wierzą już ani nie ufają tradycyjnej reklamie. Kojarzą się z ludźmi, w których wierzą i którym ufają. Instagram jest potężnym sposobem łączenia się z pacjentami w ten sam sposób, w jaki przyjaciele łączą się z przyjaciółmi. Chociaż Instagram sam w sobie nie jest nową platformą, to nadal jest najbardziej popularną platformą w przestrzeni mediów społecznościowych po YouTube i Facebook. Istnieje 5 milionów firm na Instagram i 1 milion tych firm płaci za reklamę za pośrednictwem Instagram dla biznesu. Wykorzystywanie marketingu w mediach społecznościowych na Instagram dla praktyki dentystycznej jest o finezji. [24]

Instagram jest popularną formą mediów społecznościowych, z której miesięcznie korzysta ponad 300 milionów ludzi na całym świecie. Co najlepsze, jest to darmowa forma reklamy dla Twojej gabinetu stomatologicznego. Zdjęcie może zająć miejsce tysiąca słów. Posty Instagramu z co najmniej 10 hashtagami otrzymują najwięcej zaangażowania. Używając 3-5 wysokiej jakości hashtagów, które opisują wkład, można uzyskać lokalną ekspozycję gabinetu. Hashtagi skrótowo podsumowują wkład i rozpraszają go na osoby szukające tych samych terminów. Używając odpowiednich hashtagów, dentysta może zwiększyć liczbę oczu na ich obrazie, a prawdopodobnie zyska więcej zwolenników.

W stomatologii chodzi o uśmiechy. Dentyści mogą korzystać z tej platformy, aby zwiększyć swoją widoczność w Internecie, pokazać swój uśmiech pacjenta (oczywiście za jego zgodą) i przyciągnąć publiczność z pozytywnych, opartych na emocjach treści, które pomagają im skojarzyć stomatologię ze szczęściem i zabawą. Wiele gabinetów stomatologicznych, w tym kilka gabinetów należących do Pro Impressions Marketing Group, stara się włączyć Instagram do swojego marketingu mix. Problem polega na tym, że wiele gabinetów stomatologicznych nie wdrożyło kilku najlepszych praktyk w zakresie skutecznego marketingu firmy Instagram. [12]

SNAPCHAT: -

Snapchat, pierwotnie nazwany Snapchat Inc, to popularna na całym świecie aplikacja do przesyłania wiadomości multimedialnych stworzona przez Evana Spiegela, Bobby'ego Murphy'ego i Reggie'ego Browna, byłych studentów Stanford University w Kalifornii w 2011 roku. Snapchat jest powiązany z Instagram jako drugą najpopularniejszą marką mediów społecznościowych na świecie. Zasadniczo Snapchat jest aplikacją dla urządzeń mobilnych, która pozwala abonentom na wysyłanie zdjęć do innych abonentów. Jedną z głównych koncepcji Snapchat jest to, że zdjęcia i wiadomości są dostępne tylko przez krótki czas, zanim staną się niedostępne. Aplikacja ewoluowała od początkowo nastawionego na dzielenie się zdjęciami między użytkownikami, do obecnie zawiera "Historie" o chronologicznej zawartości 24-godzinnej, a także "Odkryj", aby umożliwić markom prezentowanie wspieranych przez siebie krótkich form rozrywki. [27]

Każdego dnia na Snapchat aktywnych jest ponad 100 milionów ludzi. Ponad 10 miliardów odsłon wideo w Snapchat jest codziennie udostępnianych, dzięki czemu Snapchat może stać się jednym z najskuteczniejszych narzędzi marketingowych gabinetu stomatologicznego. Snapchat może być świetną platformą do łączenia się z innymi działaniami marketingowymi, informowania pacjentów o zbliżających się promocjach lub sprzedaży. Może dodawać linki do oficjalnej strony internetowej dentysty, a dentysta może powiedzieć swoim pacjentom, aby zrobili zrzuty ekranu ze swoich zdjęć w celu realizacji specjalnych ofert lub zniżek. [25]

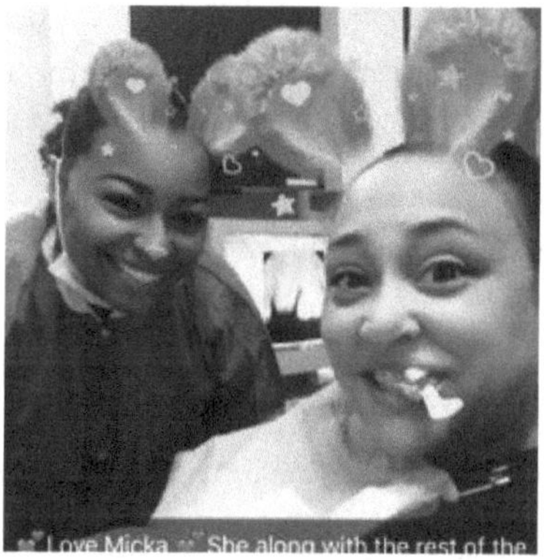

Rys. 7

Strona internetowa (SEO)-

Optymalizacja pod kątem wyszukiwarek internetowych (SEO) jest procesem wpływającym na widoczność strony internetowej lub strony internetowej w bezpłatnych wynikach wyszukiwarki internetowej - często określanych jako "naturalne", "organiczne" lub "wypracowane" wyniki. Ogólnie rzecz biorąc, im wcześniejsza (lub wyższa pozycja na stronie z wynikami wyszukiwania) i częściej strona internetowa pojawia się na liście wyników wyszukiwania, tym więcej osób odwiedza ją od użytkowników wyszukiwarki; osoby te mogą następnie zostać zamienione na klientów. Jako strategia marketingu internetowego, SEO bierze pod uwagę sposób działania wyszukiwarek, zaprogramowane komputerowo algorytmy, które dyktują zachowanie wyszukiwarek, czego ludzie szukają, rzeczywiste wyszukiwane terminy lub słowa kluczowe wpisane do wyszukiwarek oraz które wyszukiwarki są preferowane przez ich docelowych odbiorców. [31] Do maja 2015 r. wyszukiwanie mobilne przewyższało wyszukiwanie stacjonarne. W 2015 r. zgłoszono, że Google rozwija i promuje wyszukiwanie mobilne jako kluczową funkcję w ramach przyszłych produktów. W odpowiedzi, wiele marek zaczyna stosować inne podejście do swoich strategii marketingu internetowego. [34]

Dla dentysty SEO stanowi łatwą platformę strategii marketingowych. Jako lokalny dentysta, ważne jest, aby mieć silną lokalną wyszukiwarkę, aby zdobyć nowych pacjentów i zbudować swoją praktykę stomatologiczną. Ponieważ prawdopodobnie masz wielu lokalnych konkurentów, widoczność w wyszukiwarkach może zapewnić Twojej firmie impuls marketingowy, którego potrzebuje, aby odnieść sukces. Zapewnia to korzyści przy mniejszym wysiłku. [42]

SEO nie jest odpowiednią strategią dla każdej strony internetowej, a inne strategie marketingu internetowego mogą być bardziej skuteczne jak płatna reklama poprzez kampanie pay per click (PPC), w zależności od celów operatora strony. Search Engine Marketing (SEM), jest praktyką projektowania, uruchamiania i optymalizacji kampanii reklamowych w wyszukiwarkach. Jego różnica w stosunku do SEO jest najprościej przedstawiona jako różnica pomiędzy płatnym i bezpłatnym rankingiem priorytetów w wynikach wyszukiwania. Jego celem jest bardziej wyeksponowanie niż relewantność; twórcy stron internetowych powinni traktować SEM z najwyższą uwagą na widoczność PageRank, gdyż to oni najczęściej poruszają się po głównych listach swoich wyszukiwań. [24]

KAMPANIA REKLAMOWA GOGLI -

Google AdSense jest programem prowadzonym przez Google, który pozwala wydawcom w sieci Google witryn treści na obsługę automatycznych reklam tekstowych, graficznych, wideo lub mediów interaktywnych, które są kierowane do treści witryny i odbiorców. Reklamy te są administrowane, sortowane i utrzymywane przez Google. Google wykorzystuje swoją technologię do obsługi reklam w oparciu o zawartość strony internetowej, położenie geograficzne użytkownika i inne czynniki. Osoby, które chcą się reklamować za pomocą systemu reklamy ukierunkowanej Google, mogą zarejestrować się w Google AdWords. Google uruchomił swój program AdSense, pierwotnie nazwany treścią skierowaną na reklamę w marcu 2003 roku.[31] Nazwa AdSense była pierwotnie używana przez Applied Semantics, konkurencyjną ofertę dla AdSense. Nazwa ta została przyjęta przez Google po przejęciu przez Google Applied Semantics w kwietniu 2003 roku.[37]

AdSense stał się jednym z popularnych programów, które specjalizują się w tworzeniu i umieszczaniu banerów reklamowych na stronie internetowej lub blogu, ponieważ reklamy te są mniej inwazyjne, a ich treść jest często istotna dla strony internetowej. Google AdSense reprezentuje firmy różnej wielkości na całym świecie w wielu językach. Wiele stron internetowych wykorzystuje AdSense do zarabiania na swoich treściach internetowych (strona, filmy online, treści audio online itp.) i jest to najpopularniejsza sieć reklamowa. AdSense jest szczególnie ważny w dostarczaniu przychodów reklamowych do małych stron internetowych, które nie mają środków na rozwój programów sprzedaży reklam i handlowców do poszukiwania reklamodawców. [34] Aby na stronie internetowej wyświetlać reklamy istotne z punktu widzenia kontekstu, webmasterzy umieszczają na jej stronach krótki kod Javascript. Strony internetowe, które są bogate w treści, odniosły duży sukces w tym programie reklamowym, jak zauważono w wielu studiach przypadków wydawnictwa na stronie internetowej AdSense. Google usunął politykę ograniczania reklam AdSense do trzech reklam na stronę. Teraz, wydawcy AdSense mogą umieszczać nieograniczoną ilość reklam AdSense na stronie. Źródłem wszystkich dochodów AdSense jest program AdWords, który z kolei ma złożony model cenowy oparty na drugiej aukcji cenowej Vickrey. AdSense nakazuje reklamodawcy złożenie opieczętowanej oferty (tzn. oferty, która nie jest obserwowana przez konkurencję). Dodatkowo, za każde otrzymane kliknięcie reklamodawcy płacą tylko jeden przyrost ceny powyżej drugiej najwyżej złożonej oferty. Obecnie Google dzieli się 68% przychodów generowanych przez AdSense z partnerami sieci treści, a 51% przychodów generowanych przez AdSense z partnerami AdSense for Search. Google AdWords jest największą siecią nabywców w sieci AdSense. [37]

AdWord:-

Google AdWords jest internetową usługą reklamową opracowaną przez Google, w ramach której reklamodawcy płacą za wyświetlanie użytkownikom sieci reklamowej Google krótkiej kopii reklamowej, ofert produktów i treści wideo. System Google AdWords jest oparty częściowo na plikach cookie, a częściowo na słowach kluczowych określonych przez reklamodawców. [34] AdWords stał się głównym źródłem przychodów Google, przyczyniając się do całkowitych przychodów reklamowych Google w 2012 r. w wysokości 43,7 mld USD. AdWords oferuje takie usługi, jak reklama pay-per-click (PPC) i reklama cost-per-acquisition (CPA). [37]

Program AdWords obejmuje dystrybucję lokalną, krajową i międzynarodową. Reklamy tekstowe Google są krótkie, składają się z dwóch nagłówków o maksymalnej długości 30 znaków każdy, opisu o maksymalnej długości 80 znaków oraz wyświetlacza o adresie URL 40 znaków. Są one nazywane rozszerzonymi reklamami tekstowymi AdWords. Te naśladują to, jak wygląda przeciętny wynik wyszukiwania w Google. Reklamy graficzne mogą być jednym z kilku różnych standardowych rozmiarów określonych przez Interaktywne Biuro Reklamy (IAB). W maju 2016 roku, Google ogłosił swoją reformę formatowania reklam, aby pomóc konsumentom i reklamodawcom odnieść sukces w mobilnym pierwszym świecie. Nowy format, nazywany Expanded Text Ads, pozwala na dodanie 23% więcej tekstu. [42] Ten nowy format jest dostępny zarówno w sieci Google Search Network, jak i w sieci Google Display. Zawiera on dwa nagłówki po 30 znaków, zastępując standard pojedynczego nagłówka 30 znakami. URL wyświetlacza został zastąpiony dwoma 15 znakowymi ścieżkami, nie licząc domeny głównej. [37]

Remarketing jest funkcją AdWords, która pozwala marketerom na wyświetlanie reklam użytkownikom, którzy wcześniej odwiedzili ich stronę internetową. Funkcja ta pozwala również marketerom na tworzenie różnych list odbiorców w oparciu o zachowania odwiedzających witrynę, w celu serwowania odpowiednich reklam tym segmentom odbiorców. [37]

Dental AdWords, znany również jako Pay Per Click (PPC), zapewnia gabinetom dentystycznym możliwość szybkiego i skutecznego zwiększenia ich widoczności online z wymiernymi rezultatami. Dzięki usługom AdWords można zwiększyć natychmiastowy ruch na stronie internetowej gabinetu stomatologicznego i stworzyć możliwości konwersji użytkowników wyszukiwarki online na nowych pacjentów. Dzięki temu gabinety stomatologiczne mogą korzystać z usług Dental AdWords w celu zwiększenia liczby pacjentów. [34]

Niektóre techniki skutecznej kampanii PPC dla praktyki stomatologicznej to: -

1.Skonfiguruj swoje konto Google AdWords.

2.Stwórzcie kampanię: - Po zalogowaniu się na konto, najpierw należy stworzyć nową kampanię reklamową. Kampanie powinny być zorganizowane tematycznie dla usług, które chcesz reklamować (np. stomatologia estetyczna, stomatologia ogólna, ortodoncja). Następnie w ramach każdej kampanii należy stworzyć "Grupy reklamowe", które będą ukierunkowane na konkretne usługi24. Hassan IA. Edukacja stomatologiczna w Malezji.

a. Ustawić nazwę (nazwy) kampanii: -W przypadku reklamowania usług stomatologii estetycznej, należy odpowiednio ustawić nazwę kampanii. Wiązanie nazwy kampanii z usługami, które stomatolog chce wprowadzić na rynek, pozwoli na ich uporządkowanie i pomoże w identyfikacji odpowiednich słów kluczowych i grup reklamowych. [28]

b. Określić położenie geograficzne, w którym mają pojawić się reklamy: - Klikając na opcję "Pozwól mi wybrać...", można określić dokładne miasto, region lub kod pocztowy, aby reklamy pojawiały się tylko dla lokalnej grupy docelowej. [32]

c. Ustaw swój dzienny budżet: - W zależności od wybranych słów kluczowych, jedno kliknięcie może wynosić od 20 centów do 14 lub więcej dolarów. Aby określić dzienny budżet, należy najpierw zdecydować, ile dentysta jest skłonny wydać na kampanię w każdym miesiącu i podzielić go przez liczbę dni w miesiącu. [28] Varian HR. Ekonomika wyszukiwania w Internecie. Rivista di politica economica. 2006 Nov;96(11/12):8.

3.Tworzenie grup reklamowych: - Grupy reklamowe to zbiór reklam w ramach kampanii odpowiadający grupie powiązanych ze sobą słów kluczowych. Tworzenie grup reklamowych pozwala na dalszą segmentację kampanii w celu skupienia się na konkretnych produktach lub usługach. Na przykład, jeśli kampania jest przeznaczona dla "stomatologii estetycznej", a dentysta chce wprowadzić na rynek usługi w zakresie "wybielania zębów" i "licówek", powinien w ramach tej samej kampanii stworzyć osobne grupy reklamowe dla każdej z tych usług27. Gagnon M, Jacob JD, Holmes D. Zarządzanie poprzez (w) bezpieczeństwo: krytyczna analiza kampanii zdrowia publicznego opartej na strachu. Krytyczna analiza zdrowia publicznego. 2010 czerwiec 1;20(2):245-56.

4.**Generowanie tekstów reklamowych**: Po utworzeniu grup reklamowych, dentysta musi ustawić nagłówki, opisy i adresy URL reklam.

a. Nagłówek (25 znaków): - Napisz krótkie oświadczenie zawierające powiązane z nim słowa kluczowe. Na przykład, jeśli grupa reklamowa jest przeznaczona do wybielania zębów, dobry nagłówek może brzmieć "Zęby Whitening Special". [27]"

b. Opis: - Następnie stwórz dwuwarstwowy opis (35 znaków lub mniej), który podkreśla korzyści z usługi i zawiera wyraźne "wezwanie do działania", aby zachęcić odwiedzających do klikania, dzwonienia lub kontaktowania się z praktyką. [32]

c. Dodaj adresy URL: - Dentysta musi dodać wyświetlany adres URL (adres internetowy) oraz docelowy adres URL (strona, na którą użytkownik zostanie wysłany po kliknięciu na ogłoszenie). Docelowy adres URL powinien prowadzić do strony internetowej dentysty, która skupia się na reklamowanym serwisie, aby ułatwić odwiedzającym szybki dostęp do informacji na temat, którego szukali. Ważne jest, aby nie zrzucać odwiedzających tylko na stronę główną dentysty. [28]

5. Wybrać odpowiednie słowa kluczowe: -Wybierz słowa kluczowe, które odnoszą się do tytułu grupy reklamowej. Podczas burzy mózgów słowa kluczowe, upewnij się, że używasz terminów i zwrotów, które ludzie mogą szukać w Google, aby znaleźć produkt lub usługę. AdWords posiada również "Narzędzie słów kluczowych", które może pomóc w tworzeniu listy słów kluczowych. [34]

6. Włącz tekst reklamowy do swojej strony internetowej: -Jeśli dentyści reklamują zniżkę lub konkretną usługę, powinni upewnić się, że dodają linki do strony internetowej, która wyświetla te informacje, aby pomóc potencjalnym pacjentom natychmiast znaleźć to, czego szukają. Edytuj stronę internetową tak, aby zawierała słowa kluczowe, tytuł grupy reklamowej i tytuł kampanii. [42]

AdSense i AdWords: -

Google AdWords to program Google, który umożliwia użytkownikom wyświetlanie swoich reklam na stronie internetowej Google po zwróceniu wyników wyszukiwania i w sieci reklamowej. Jest to flagowy produkt Google, który jest największym źródłem przychodów firmy. Aplikacja pozwala użytkownikom na tworzenie własnych reklam za pomocą specjalnych narzędzi i słów kluczowych. Reklamy będą się wtedy pojawiać wzdłuż wyników wyszukiwania Google, które zawierają te słowa kluczowe i są istotne dla danej frazy wyszukiwania. Za pomocą technologii wyszukiwania reklamy są serwowane na podstawie treści zawartych na stronie internetowej, lokalizacji użytkownika i wielu innych czynników. Google AdSense jest kolejnym programem Google, który różni się od słów reklamowych tym, że umieszcza je na stronach internetowych użytkowników. Google płaci następnie wydawcom internetowym za reklamy wyświetlane na ich stronach internetowych na podstawie liczby kliknięć użytkownika na reklamy lub emisje reklam i w zależności od rodzaju reklamy również. [37] Aby korzystać z systemu reklamy ukierunkowanej Google, użytkownicy muszą najpierw zarejestrować się w programie AdWords. [34]

Główną różnicą między AdWords i AdSense jest to, że AdWords pozwala na reklamę na stronach wyników wyszukiwania Google (i sieci partnerów), podczas gdy AdSense jest platformą do wykorzystania jako wydawca do wyświetlania reklam Google na swojej stronie internetowej. Obie platformy są rozwijane i są własnością Google i mają pozytywny wpływ na sukces Google. [37] Jako bloger lub właściciel strony internetowej istnieje wiele powodów, dla których należy zrozumieć różnicę między nimi. Na początek należy wiedzieć, co każda platforma jest i w jakich okolicznościach można używać zarówno AdWords i AdSense na tej samej stronie internetowej. [34]

AdSense i podwójne kliknięcie: -

Google AdSense jest programem reklamowym firmy Google. Pozwala on stronom internetowym na publikowanie reklam w celu generowania przychodów. [34] Reklamy mogą być automatyczne, tekstowe, obrazowe, wideo lub interaktywne reklamy medialne. Reklamy są związane z określonymi słowami kluczowymi, i będą wyświetlane, jeśli te słowa kluczowe są związane z treścią strony. Reklamy są również wyświetlane na podstawie odbiorców docelowych i ich lokalizacji geograficznej. [37] To zapewnia, że reklamy są istotne dla widzów, a tym samym widzowie są bardziej skłonni do klikania na nich. Reklamy są administrowane, sortowane i utrzymywane przez Google i może generować przychody albo na kliknięcie lub na podstawie wrażenia. System płatności za kliknięcie (PPC) to system, w którym wydawca płaci w zależności od liczby kliknięć na reklamę. Natomiast koszt za emisję (CPI) jest tam, gdzie wydawca płaci za to, ile osób obejrzało reklamę na swojej stronie. Wskaźnik CPI jest zazwyczaj obliczany na podstawie tysiąca odsłon. [38]

AdSense jest obecnie jednym z najbardziej popularnych programów reklamowych tam. Wynika to z faktu, że reklamy wyświetlane przez ich sieć są zazwyczaj istotne, i stara się być nieinwazyjne. AdSense jest również szczególnie popularny w przypadku małych stron internetowych, które nie mają środków na rozwój programów sprzedaży reklam i sprzedawców do generowania przychodów z. [34]

DoubleClick, z drugiej strony, jest spółką zależną Google. Podczas gdy AdSense jest programem reklamowym dla wydawców, DoubleClick rozwija i świadczy usługi w zakresie obsługi reklam internetowych. Oznacza to, że dostarcza on stronom internetowym i reklamodawcom oprogramowanie, które może być wykorzystane do obsługi reklam, liczenia reklam i wybierania reklam, które przyniosą stronie lub reklamodawcy najwięcej pieniędzy. Oprogramowanie może również monitorować postępy w różnych kampaniach reklamowych. [38]

DoubleClick został założony w 1995 roku przez Kevina O'Connora i Dwighta Merrimana. Wcześniej był notowany jako "DCLK" na NASDAQ. W lipcu 2005 roku DoubleClick został przejęty przez firmy private equity Hellman & Friedman i JMI Equity. Ostatecznie firma Google nabyła DoubleClick za 3,1 mld USD w marcu 2008 roku.[40]

Główną różnicą pomiędzy AdSense i Double-click jest to, że Double-click jest Ad Server lub kanał, przez który można obsługiwać reklamy. W odniesieniu do AdSense, DFP działa jako pośrednik, aby to zrobić, lub służyć AdSense Ads. Z Google AdSense, wydawca może wyświetlać kontekstowo istotne, nierzucające się w oczy reklamy Google na stronach internetowych, aby zarobić pieniądze. [34Whereas], z podwójnym kliknięciem, wydawca może zarządzać bezpośrednio sprzedanych i sieciowe zapasy reklamy online, oprócz Google AdSense. Dlatego można powiedzieć, że Double-click jest bardziej agencji reklamowej, a nie programu reklamowego jak AdSense. [40]

Dzisiaj, podwójne kliknięcie liczy jako klientów takie firmy jak Microsoft, General Motors, Coca-Cola, Motorola, L'Oréal, Palm, Inc., Apple Inc., Visa USA, Nike, Carlsberg i inne, natomiast AdSense jest używany przez każdego małego wydawcę do największych stron internetowych. [40]

Wyzwania marketingowe

Główne wyzwania w marketingu to stale ewoluujący charakter marketingu. Istnieje wiele firm marketingowych, które nieustannie dzwonią. Trzeba skupić się na prowadzeniu ich praktyki. [9]

W stomatologii głównym wyzwaniem marketingowym jest zwiększona konkurencja w tej dziedzinie. Najczęstszym problemem doświadczanym przez stomatologów jest to, że ich działalność nie dociera do potencjalnych pacjentów. Większość gabinetów dentystycznych to małe firmy z małym budżetem. Oznacza to zazwyczaj, że część marketingowa ich budżetu jest minimalna w porównaniu z innymi kosztami operacyjnymi. Nie mają też wystarczająco dużo czasu na wprowadzenie firmy na rynek. Jednakże, specjaliści dentystyczni nie muszą wydawać tysięcy dolarów, aby zacząć docierać do potencjalnych pacjentów. Czasami, najlepsze techniki marketingowe wymagają kreatywności i wysiłku. [10]

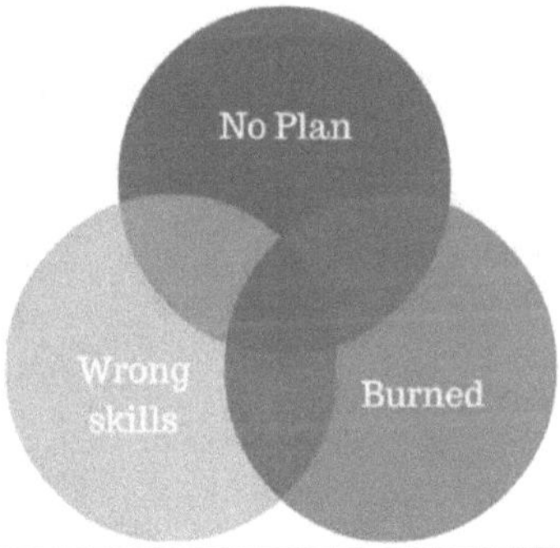

Rys. 8

Główne błędy w marketingu dentystycznym: -

Niektóre z głównych dentystycznych błędów marketingowych obejmują nieświadomość idealnego pacjenta, pragnienie uzyskania srebrnej kuli, przyjęcie podejścia scattergun itp. [12] Myśl, że można wykonać wszystkie prace samodzielnie, jest również poważnym błędem, ponieważ stomatologia nigdy nie jest dziedziną, która może być prowadzona przez samego dentystę. Jest ona zawsze zależna również od pacjentów. Właściwa porada we właściwym czasie jest również potrzebna dla udanego marketingu stomatologicznego, a jej brak może również prowadzić do błędów. Kolejnym ważnym błędem, który może wystąpić w tej dziedzinie, jest prokrastynacja. [12]

Proste kroki dla marketingu stomatologicznego

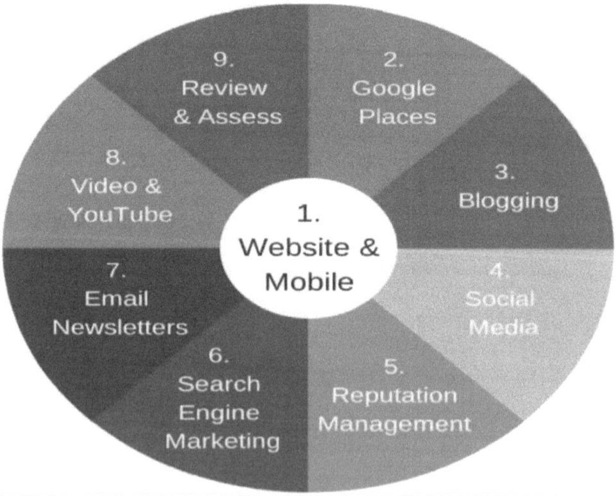

Rys.9

Strona internetowa dla marketingu stomatologicznego

Przegląd strony internetowej - Jest to zazwyczaj pierwszy punkt kontaktowy online. Ma się tylko 5-10 sekund, aby przyciągnąć uwagę odwiedzających, a ludzie czytają tylko 28% słów, zwykle bardziej przyciąga ich grafika strony. [4]

Cel strony internetowej - Celem jest to, co dentysta chce, aby odwiedzający jego stronę internetową robił. Innym ważnym celem jest generowanie leadów internetowych.

Zawartość strony internetowej: - Treść powinna być unikalna i łatwa do zeskanowania. Zwiększona zawartość oznacza zwiększone szanse na zobaczenie jej w Google. Obrazy na stronach internetowych odgrywają ważną rolę, ponieważ mają możliwość łatwego przyciągnięcia uwagi pacjentów. 5

- *"A picture is worth a thousand words"*
- Does your website have the **same feel** as your physical office?
- People **buy from people** not brands
- Stock image **blindness**

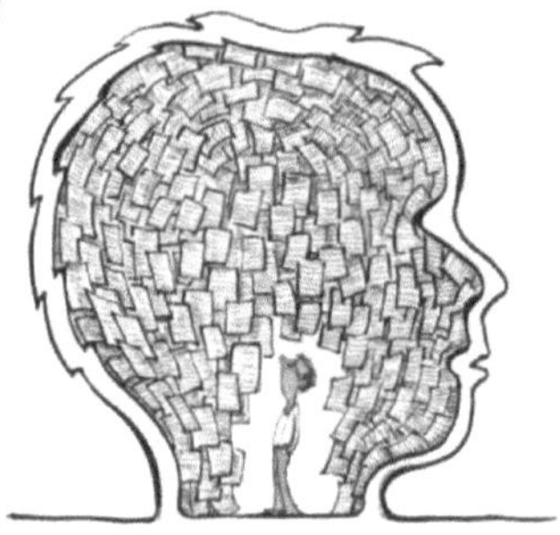

Strona internetowa - Następne kroki: - Krytyczne spojrzenie na witrynę, myślenie o nowych celach i nowych obrazach to kolejne kroki, które należy wykonać6.Przeglądanie i dodawanie kolejnych treści na stronie, uczynienie witryny przyjazną dla telefonów itp. to kroki, które należy wykonać. [8]

Blogowanie dla Dental Marketingu: -

Blog jest częścią Twojej strony internetowej, gdzie możesz dodawać dynamiczne i ciągle zmieniające się treści. Istnicją różne rodzaje blogów: -

Blogowanie Statystyki

Firmy, które blogują, generują 67% więcej leadów. Ponad 40% firm publikuje obecnie blog.81% marketerów oceniło swój blog jako użyteczny lub lepszy. Google uwielbia blogi (częste i istotne). [27]

Blogowanie dentystyczne

To pokazuje pacjentom, że dentysta się nimi opiekuje. Sprawia również, że dentyści są bardziej przystępni dla swoich pacjentów. Jest to ciekawy sposób na przyciągnięcie nowych pacjentów.

Wskazówki na blogu

Blogowanie co najmniej raz w miesiącu sprawia, że dentysta jest przywiązany do swoich pacjentów, a treść bloga powinna być bogata w minimum trzysta słów na post . Dentyści powinni być zawsze przygotowani do odpowiedzi na najczęściej zadawane pytania pacjentów. Należy zadbać o to, aby na blogach zamieszczać zdjęcia, które ułatwią ich złapanie. [27]

Pomysły na blogi

Udostępnianie kolejnych ofert i promosów przyciąga uwagę pacjenta do konkretnego bloga. Włączenie do bloga artykułów informacyjnych i edukacyjnych może zwiększyć jego wartość. Włączenie studiów przypadków i quizów to także innowacyjny pomysł na marketing stomatologiczny lub promocję poprzez blogowanie. [31]

Jak rozpocząć Dental Marketing:-

Opracowując kampanię marketingową, zacznij od swoich obecnych i byłych pacjentów. Na ogół dużo taniej i łatwiej jest skłonić byłego pacjenta do powrotu do gabinetu lub do upsellingu istniejącego pacjenta, niż do zwabienia zupełnie nowego. [6]

Jest kilka pomysłów, które mogą pomóc i jak najlepiej wykorzystać twoich obecnych i byłych pacjentów.

1. Regularne połączenia

Istnieje wiele programów, które zapewniają tę usługę, ale Solution oferuje najbardziej rozbudowane i konfigurowalne opcje zasięgu. [6]

2. Regularne biuletyny informacyjne

Czy to drogą elektroniczną, czy też tradycyjną, regularny biuletyn informacyjny sprawi, że Twoja praktyka będzie w centrum uwagi pacjentów. Optymalny czas na wydawanie biuletynów, jak pokazują badania marketingowe, jest co 3-4 tygodnie. [27]

3. Direct Mail

Przy 300-procentowym zwrocie z kampanii direct mail, inwestycja jest najbardziej efektywną kosztowo strategią marketingową. Kampanie direct mail doskonale nadają się do angażowania obecnych pacjentów, docierania zarówno do nowych, jak i do już istniejących pacjentów, czy też ponownego łączenia się z pacjentami, z którymi straciłeś kontakt. [42]

4. Zniżki, kupony i programy lojalnościowe dla pacjentów

Innym sposobem na nagradzanie regularnych pacjentów i ponowne angażowanie przeszłych pacjentów jest oferowanie pewnych zniżek. Te zniżki mogą być oferowane albo poprzez kupony dołączane do regularnych mailerów, albo poprzez programy lojalnościowe dla pacjentów, które nagradzają pacjentów odwiedzających regularnie Twoją praktykę. [19]

5. Reklamuj się w swojej praktyce

Pacjenci w Twoim gabinecie są słuchaczami zamkniętymi, którzy mogą być bardziej otwarci na słuchanie o dodatkowych zabiegach. Na przykład, jeśli pacjent wchodzi do gabinetu w poszukiwaniu oczyszczenia, to może być możliwe przyciągnięcie go w kierunku wybielania zębów. [12]

Taktyka online i offline generowania nowego biznesu-

Po ustaleniu przez dentystę obecnych i byłych pacjentów, nadszedł czas, aby skupić się na przyciągnięciu nowych pacjentów do gabinetu. Przed zapoznaniem się z konkretnymi narzędziami służącymi do tego celu, ważne jest, aby zastanowić się nad usługami, które oferujecie i jak pacjenci podchodzą do ich badania. [31]

Marketing internetowy

Według firmy badawczej BCK/Kelsey, 97 procent nowych pacjentów korzysta z mediów internetowych do badania profesjonalnych usług medycznych. Dlatego też, aby przyciągnąć nowych pacjentów, niezbędna jest duża obecność w Internecie. [27]

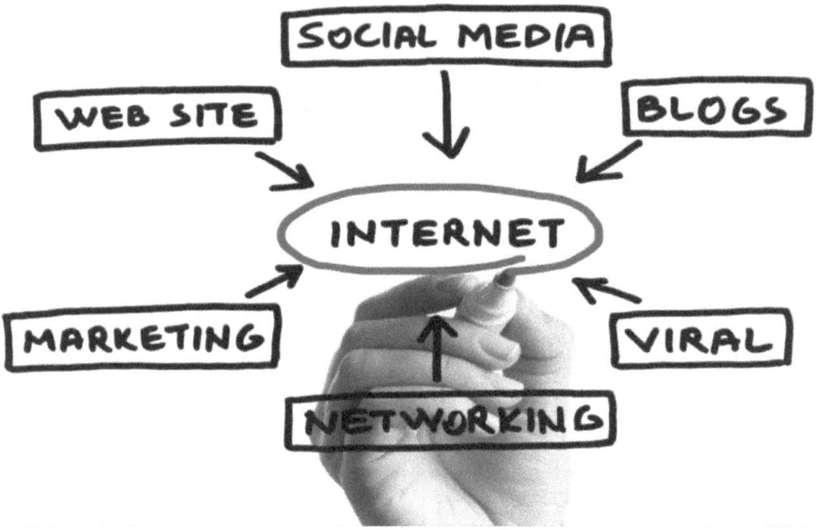

Rys.10

Istnieje kilka kroków, aby uzyskać jak najwięcej z reklamy online.

Krok 1:Wyprostuj swoją stronę internetową

Zanim będziesz mógł wskoczyć na stronę internetową, musisz najpierw upewnić się, że posiadasz wysokiej jakości stronę internetową, na której możesz kierować potencjalnych pacjentów. Jeśli nie masz strony internetowej, istnieje kilka usług, które oferują bezpłatne i łatwe w użyciu budowy strony internetowej i usług hostingowych. Informacje na temat najbardziej popularnych witryn internetowych budowy i jak wybrać najlepszą witrynę muszą być dowiedzieć się. [27]

Krok 2:Pobierz swoje oferty biznesowe i recenzje online

Przeglądy on-line odgrywają ważną rolę w podejmowaniu decyzji przez pacjenta przy wyborze kliniki do leczenia. Zawsze zauważaj, gdzie jesteś już wymieniony i upewnij się, że jesteś wymieniony w głównych stronach recenzji i katalogach. [24]

Krok 3:Uruchom płatność za kliknięcie reklamy w wyszukiwarce

89 procent konsumentów korzysta z jakiejś wyszukiwarki, aby pomóc im w podjęciu decyzji o zakupie. Trzy najpopularniejsze wyszukiwarki, Google, Yahoo i Bing, pozwalają na pokazanie się na Twojej stronie podczas wyszukiwania terminów związanych z Twoim serwisem, poprzez zapłacenie określonej kwoty. [37]

Krok 4:Wejdź na media społecznościowe

Ponieważ istnieje tak wiele portali społecznościowych, łatwo jest się przytłoczyć. Dlatego zaleca się wybranie jednej, lub co najwyżej dwóch sieci na początek. Ponieważ 70% populacji USA ma konto na Facebooku i spędza tam znaczną ilość czasu, to właśnie tam zalecamy zacząć. [33]

Marketing tradycyjny:-

Wspaniałą rzeczą w reklamie online jest to, że nie wymaga dużo pieniędzy, aby rozpocząć i sukces można śledzić z łatwością, w porównaniu do tradycyjnej reklamy. Dlatego zalecamy skupić się najpierw na istniejących pacjentów i reklamy online przed przejściem do bardziej tradycyjnych metod. [43]

Istnieje 5 kroków, które pozwolą Ci w pełni wykorzystać Twoją tradycyjną kampanię medialną: -

Direct Mail & Flyers

Direct mail jest najbardziej efektywną formą tradycyjnej reklamy, która może stworzyć pożądane uczucie w umyśle pacjenta, a tym samym przyciągnąć go do kliniki. Może ona mieć głęboki wpływ na Twoją praktykę, ponieważ jest tania i łatwa do wytworzenia. [27]

Gazeta Reklama

Pomimo faktu, że czytelnictwo gazet spada, miliony ludzi w całym kraju nadal otrzymują gazetę codzienną. Jeśli docelowa grupa pacjentów jest w wieku powyżej 35 lat, to kampania marketingowa w gazetach może być świetnym sposobem na dotarcie do potencjalnych nowych pacjentów. Strategia ta jest szczególnie skuteczna, jeśli znajdujemy się w pobliżu dużego obszaru metropolitalnego z szeroką ofertą gazet. [27]

Telewizyjna reklama

Reklama telewizyjna może być doskonałym narzędziem dotarcia do dużej liczby nowych potencjalnych pacjentów. Jednak reklamy telewizyjne mogą być drogie, zwłaszcza jeśli znajdują się w pobliżu dużych aglomeracji miejskich. Ważne jest, aby stale monitorować swoją telewizyjną kampanię reklamową, aby upewnić się, że otrzymujesz godziwy zwrot z inwestycji.

Skierowania:

Najlepszym sposobem na rozpoczęcie generowania poleceń jest samodzielne ich dawanie. Odsyłając swoich pacjentów do innych praktyk, zwiększasz szanse na to, że praktyki te skierują swoich pacjentów do Ciebie. Skierowanie do innej praktyki jest najtańszym, najłatwiejszym i najskuteczniejszym sposobem na reklamowanie swojej praktyki do innych praktyk. [27]

Zarządzanie witryną społecznościową Reputacja: -

Pacjenci organizują strony internetowe takie jak PatientsLikeMe.com, Medhelp.org, DailyStrength.org, Organizedwisdom.com, Everydayhealth.com, Revolutionhealth.com, ACOR.org (OncoChat.org) - Społeczność online wspierająca raka itp. [24]

Dentyści dołączają również do społeczności internetowych

Obecnie większość stomatologów wykorzystuje strony internetowe do promocji swoich gabinetów stomatologicznych. W związku z tym rośnie również konkurencja w dziedzinie stomatologii. Dentyści wykorzystują bardziej innowacyjne pomysły, aby przyciągnąć pacjentów do swoich stron internetowych, a tym samym do swoich klinik. Dzięki temu niektórzy dentyści odnoszą sukcesy w realizacji swojej misji. [6] Niektórzy sławni dentyści mają tysiące zwolenników, w tym pacjentów, a nawet studentów stomatologii. Blogi te są znacznie bardziej motywujące i edukacyjne dla studentów stomatologii. Blogi w mediach społecznościowych takich jak facebook również edukują laików na temat znaczenia głównie higieny jamy ustnej, a także możliwych problemów zdrowotnych jamy ustnej. [27]

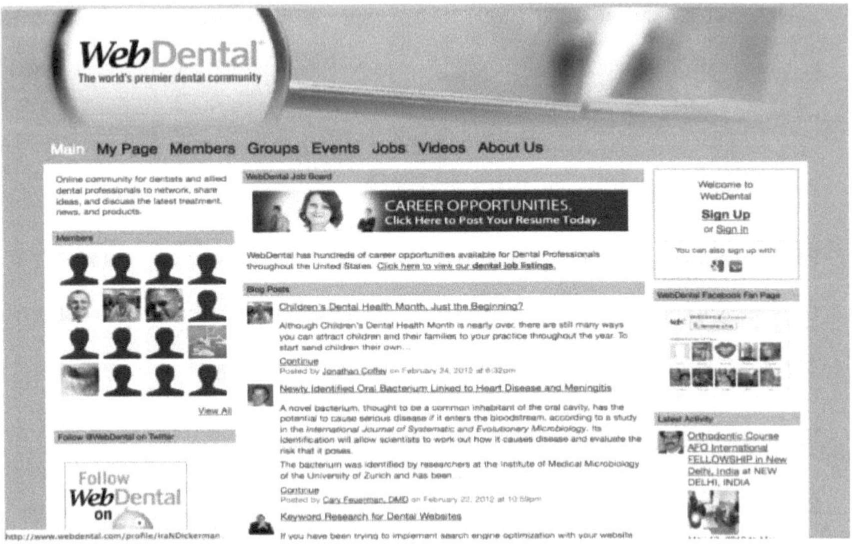
WebDental
The world's premier dental community
Main My Page Members Groups Events Jobs Videos About Us
Online community for dentists and allied dental professionals to network, share ideas, and discuss the latest treatment, news, and products.
Members
View All
Follow @WebDental on Twitter
Follow WebDental on
WebDental Job Board
CAREER OPPORTUNITIES.
Click Here to Post Your Resume Today.
WebDental has hundreds of career opportunities available for Dental Professionals throughout the United States. Click here to view our dental job listings.
Blog Posts
Children's Dental Health Month. Just the Beginning?
Although Children's Dental Health Month is nearly over, there are still many ways you can attract children and their families to your practice throughout the year. To start send children their own...
Continue
Newly Identified Oral Bacterium Linked to Heart Disease and Meningitis
A novel bacterium, thought to be a common inhabitant of the oral cavity, has the potential to cause serious disease if it enters the bloodstream, according to a study in the International Journal of Systematic and Evolutionary Microbiology. Its identification will allow scientists to work out how it causes disease and evaluate the risk that it poses.
The bacterium was identified by researchers at the Institute of Medical Microbiology of the University of Zurich and has been
Continue
Keyword Research for Dental Websites
Welcome to WebDental
Sign Up
or Sign In
WebDental Facebook Fan Page
Latest Activity
Orthodontic Course AFO International FELLOWSHIP in New Delhi, India at NEW DELHI, INDIA

Rys.11

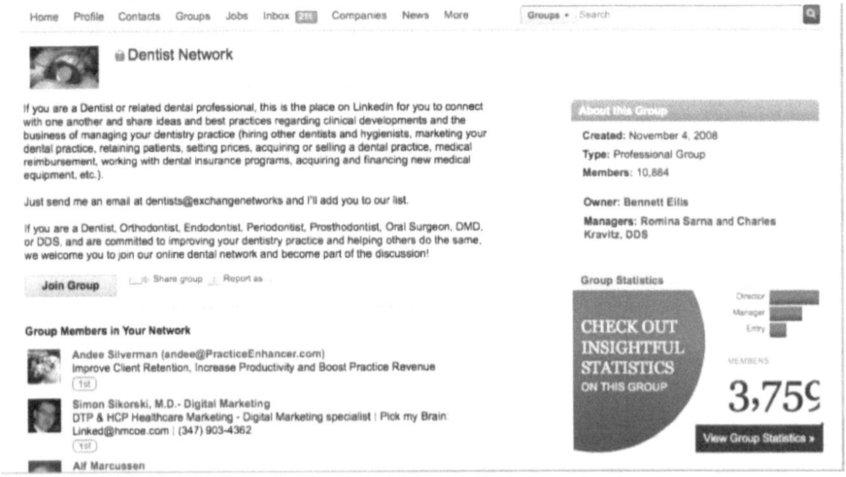
Home Profile Contacts Groups Jobs Inbox Companies News More
Groups Search
Dentist Network
If you are a Dentist or related dental professional, this is the place on Linkedin for you to connect with one another and share ideas and best practices regarding clinical developments and the business of managing your dentistry practice (hiring other dentists and hygienists, marketing your dental practice, retaining patients, setting prices, acquiring or selling a dental practice, medical reimbursement, working with dental insurance programs, acquiring and financing new medical equipment, etc.).
Just send me an email at dentists@exchangenetworks and I'll add you to our list.
If you are a Dentist, Orthodontist, Endodontist, Periodontist, Prosthodontist, Oral Surgeon, DMD, or DDS, and are committed to improving your dentistry practice and helping others do the same, we welcome you to join our online dental network and become part of the discussion!
Join Group
Group Members in Your Network
Andee Silverman (andee@PracticeEnhancer.com)
Improve Client Retention, Increase Productivity and Boost Practice Revenue
Simon Sikorski, M.D.- Digital Marketing
DTP & HCP Healthcare Marketing - Digital Marketing specialist | Pick my Brain: Linked@hmcoe.com | (347) 903-4362
Alf Marcussen
About this Group
Created: November 4, 2008
Type: Professional Group
Members: 10,884
Owner: Bennett Ellis
Managers: Romina Sarna and Charles Kravitz, DDS
Group Statistics
CHECK OUT INSIGHTFUL STATISTICS ON THIS GROUP
Director
Manager
Entry
MEMBERS
3,759
View Group Statistics »

Rys. 12

Akademia Stomatologii Ogólnej

Akademia Stomatologii Ogólnej (AGD) jest zawodowym stowarzyszeniem stomatologów ogólnych z Kanady i Stanów Zjednoczonych. Jest to jedna z najbardziej popularnych stron pomiędzy dentystami. Założona 2 sierpnia 1952 roku, akademia rozrosła się do drugiego co do wielkości stowarzyszenia stomatologicznego w Stanach Zjednoczonych, po American Dental Association. Zgodnie z jego wartościami, celem akademii jest podnoszenie wartości i doskonałości w stomatologii ogólnej. [27] Jej misją jest służenie potrzebom i reprezentowanie interesów lekarzy stomatologów ogólnych, promowanie zdrowia jamy ustnej społeczeństwa i wspieranie ciągłej biegłości lekarzy stomatologów ogólnych poprzez wysokiej jakości ustawiczne kształcenie stomatologiczne, aby lepiej służyć społeczeństwu. [8]

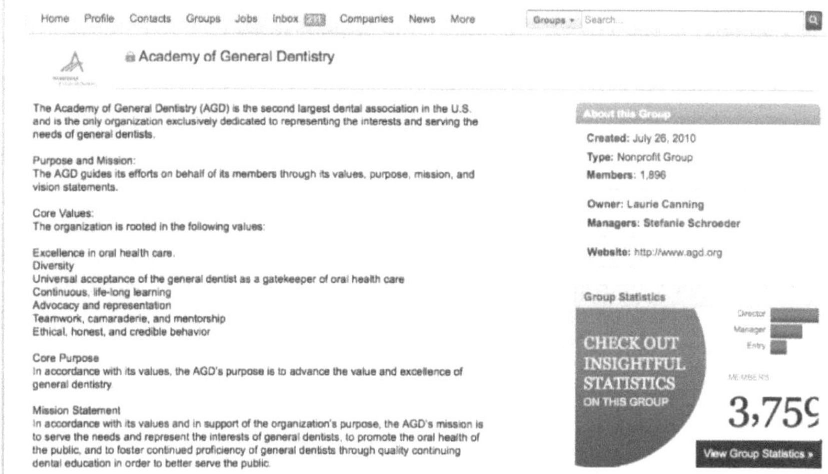

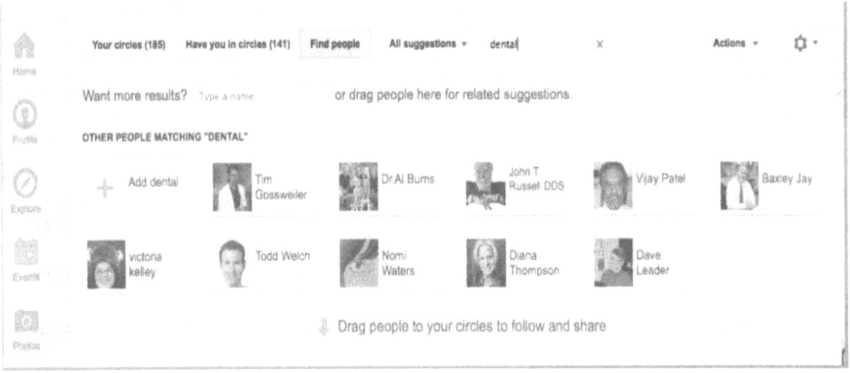

Rys.13

Wideo online

Dźwignia na wielu platformach, takich jak Facebook, YouTube, Google+, Practice Website itp. może być również wykonywana za pomocą przesyłania filmów. [8]

Powody, dla których warto zaangażować media społecznościowe

Media społecznościowe realizują konkretne cele biznesowe i pomagają w kontaktach z pacjentami, co z kolei pomaga w pogłębianiu zaangażowania marki. Mogą tworzyć społeczność i pozwalać na uzyskanie informacji zwrotnej. Edukacja pacjentów staje się łatwiejsza dzięki mediom społecznościowym. Pomagają w optymalizacji wyszukiwarek i tworzeniu cyfrowego śladu. Media społecznościowe mogą również współpracować z programami marketingowymi. [9]

Zaangażowanie się

Samemu można zacząć korzystać z mediów społecznościowych takich jak LinkedIn, Facebook, Twitter, Google+ itp. Poświęcenie odpowiedniej ilości czasu na obserwację i słuchanie serwisów społecznościowych zapewnia lepszy sposób na kontakt z pacjentami. Konta biznesowe i osobiste powinny być zawsze prowadzone oddzielnie. Poprzez LinkedIn, dołącz do kilku grup branżowych i poprzez Twittera, śledź liderów branży i osoby na wczesnym etapie adaptacji; weź udział w Czacie. Biznesowy Facebook i YouTube: może być używany do eksperymentowania z filmami wideo. Strona Google+ powinna być stworzona dla biznesu. Zaangażowanie się w sprawy pacjentów można również osiągnąć poprzez śledzenie osób i organizacji takich jak @Dentistry Today, @Dental Blogger, @ADANews, @Visible Dentist, @AmerDentalAssn, @Dental Magazine, @NCdentalsociety itp. [8]

W marketingu czasami dentysta musi stawić czoła krytyce wobec swojej pracy. Dentysta musi szczerze zmierzyć się z tymi przeszkodami. W przypadku, gdy ktoś mówi coś złego to zawsze należy pamiętać, że będzie wypowiadał się na forum czy nie, można raczej wiedzieć co się mówi i mieć szansę na zajęcie się tym, najprawdopodobniej pięć osób wskoczy i powie coś dobrego; bardzo demokratycznego itp. Główna różnica między krytykiem marki a nieszczęśliwym klientem polega na tym, że można odzyskać nieszczęśliwego klienta. [9]

LINK BUILDING
Budowanie linków to sposób na poprawę rankingu wyszukiwania strony dla danego słowa kluczowego lub słów kluczowych. Ogólnie rzecz biorąc, ranking strony poprawia się poprzez zwiększenie liczby przychodzących linków, których odpowiadający im anchor text jest odpowiedni dla danego słowa kluczowego. Budowanie linków, można zdefiniować jako proces pozyskiwania hiperłączy z innych stron internetowych do konkretnej. Hiperłącze (zwykle nazywane linkiem) jest dla użytkowników sposobem poruszania się między stronami w Internecie. Wyszukiwarki internetowe używają linków do przeszukiwania sieci, przeszukują linki pomiędzy poszczególnymi stronami na danej stronie internetowej, a także przeszukują linki pomiędzy całymi stronami internetowymi. [42]

Linki i wyszukiwarki: -

Istnieją dwa podstawowe sposoby wykorzystania linków przez wyszukiwarki:

1. Aby odkryć nowe strony internetowe

2. Aby pomóc określić, jak dobrze strona powinna się prezentować w swoich wynikach

Gdy już wyszukiwarki przeszukają strony w sieci, mogą wyodrębnić ich zawartość i dodać ją do swoich indeksów. W ten sposób mogą zdecydować, czy uważają, że dana strona jest na tyle dobrej jakości, że można ją dobrze uszeregować pod kątem odpowiednich słów kluczowych. Decydując się na to, wyszukiwarki internetowe nie patrzą tylko na treść strony, ale także na liczbę linków wskazujących na tę stronę z zewnętrznych stron internetowych i na jakość tych zewnętrznych stron. Ogólnie rzecz biorąc, im wyższa jakość stron internetowych, które odsyłają do danej strony, tym większe jest prawdopodobieństwo, że dana strona zostanie dobrze oceniona w wynikach wyszukiwania. [34]

Linki jako czynnik rankingu są tym, co pozwoliło Google zacząć dominować na rynku wyszukiwarek już pod koniec lat 90-tych. [42] Jeden z założycieli Google, Larry Page, wymyślił PageRank, który Google wykorzystywał do mierzenia jakości strony, częściowo na podstawie liczby wskazujących na nią linków. Metryka ta została następnie użyta jako część algorytmu ogólnego rankingu i jest to bardzo dobry sposób na określenie jakości strony. Opiera się ona bowiem na założeniu, że link może być liczony jako wotum zaufania do strony. Teoria jest taka, że kiedy ktoś linkuje do innej strony internetowej, to skutecznie mówi, że jest to dobry zasób; w przeciwnym razie, nie połączyłby się z nią. [38]

Pełen algorytm, którego Google używa do określania swoich wyników wyszukiwania, jest nieznany, ponieważ jest to "tajny sos" firmy. "Ale, ciągle linki odgrywają dużą rolę w tym algorytmie.

Korzyści z budowania powiązań w biznesie: -

Linki są bardzo ważnym sygnałem wykorzystywanym przez wyszukiwarki do ustalania rankingów. Tak więc, zwiększenie liczby wysokiej jakości linków wskazujących na konkretną stronę internetową może znacząco zwiększyć jej szanse na dobrą pozycję w rankingu. Istnieją jednak inne korzyści związane z budowaniem linków, które mogą być mniej oczywiste, a jednocześnie godne rozważenia. [29]

- **Budowanie relacji: -**

  Tworzenie linków może często wiązać się z dotarciem do innych istotnych stron internetowych i blogów w każdej branży. Ten zasięg często wiąże się z promocją czegoś, co właśnie się stworzyło, np. fragmentu treści lub infografii. Wspólnym celem działań informacyjnych jest uzyskanie linku. Współpraca ta może również pomóc w budowaniu długotrwałych relacji z kluczowymi podmiotami w danej branży, a relacje te mogą oznaczać, że dana firma zyska uznanie i zaufanie. Sama ta pomoc jest cenna, ponieważ dzięki niej tworzy się prawdziwych ewangelistów i rzeczników biznesu. [39]

- **Wysyłanie poleceń ruchu: -**

Dobry link z często odwiedzanej strony internetowej może również prowadzić do zwiększenia ruchu. Jeśli jest to odpowiednia strona, istnieje prawdopodobieństwo, że ruch na niej jest również istotny i może prowadzić do wzrostu sprzedaży. W tej sytuacji wartość linku powstaje szczególnie dla klientów. [21] Świetnym tego przykładem był wpis gościnny napisany przez Michaela Ellsberga na blogu Tima Ferriss. Napisał on również studium przypadku dotyczące Forbesa, wyjaśniając, jak cenny był dla niego ten gościnny post. "Jest duża różnica między byciem wystawionym na dużą publiczność", mówi, "a byciem wystawionym na stosunkowo mniejszą (ale wciąż dużą) publiczność, która jest śmiesznie namiętna". Innymi słowy, zapaleni zwolennicy jednego bloga o wiele chętniej korzystali z rad blogera niż (na przykład) widzowie mieliby zwracać uwagę na kotwicę na CNN, nawet jeśli ta druga grupa była liczniejsza od pierwszej. [9]

- **Budynek marki: -**

Budowanie dobrych powiązań może pomóc w budowaniu marki i ustanowieniu jej autorytetu w danej niszy. Istnieją pewne techniki budowania linków, takie jak tworzenie treści, które mogą pokazać ludziom wiedzę fachową firmy, a to z kolei może w znacznym stopniu przyczynić się do budowania marki. [10]

Budowanie połączeń w stomatologii: -

Google traktuje link jako głos na stronę internetową, więc im więcej głosów lub linków ma dana strona, tym więcej korzyści. Jednocześnie ważna jest również autorytet danego linku. Nawet jeśli strona internetowa od dłuższego czasu ma doskonałą treść, to naprawdę nie da się jej sklasyfikować jako strony o relatywnej konkurencyjności, jeśli nie ma na niej linków do niej wskazujących. [34] Jeśli treść jest królowa, linki są również godne króla. Istnieje wiele różnych sposobów uzyskania linków do stomatologicznej strony internetowej, ale istnieje kilka czynników, które należy wziąć pod uwagę przed ich uzyskaniem, takich jak autorytet strony internetowej lub strony internetowej, z której pochodzą, oraz znaczenie strony internetowej i lokalizacja linku w obrębie strony internetowej. [11]

Zarząd strony internetowej Dental Link Building: -

Podczas wstępnego badania stron internetowych pod kątem ewentualnych linków, ważnym pierwszym krokiem jest ustalenie, czy dana strona stanowi godne źródło informacji na podstawie wiarygodności lub autorytetu strony. Można odgadnąć, czy dana strona posiada autorytet, ale użycie narzędzia do sprawdzenia strony jest bardziej dokładne. Dostępnych jest kilka takich narzędzi i wszystkie one mają swoje własne nazwy w celu określenia autorytetu. Kilka narzędzi do testowania to Moz i Ahrefs. Ważne jest również sprawdzenie autorytetu strony, która będzie zawierała link. [39]

Znaczenie strony internetowej źródła linków do strony stomatologicznej: -

Kolejną ważną rzeczą do rozważenia jest znaczenie strony internetowej źródła linków do strony stomatologicznej. Ważne jest również, aby rozważyć, czy strona źródłowa jest związana z dentystyką lub dziedziną medyczną, czy jest to strona lokalna, która znajduje się w obrębie danego obszaru geograficznego itp. Jeśli wszystko to jest korzystne, byłoby dobrze, aby strony internetowe uzyskać link z. Ale jeśli witryna zawiera wiele różnych tematów, a strona i autorytet strony internetowej są bardzo niskie, to uzyskanie linku z tam może nie być dobrym wyborem. [42]

Lokalizacja linku na stronie internetowej: -

Lokalizacja linku w obrębie strony internetowej określa wartość, jaką nadaje jej Google. Jeśli link znajduje się w obrębie jednego akapitu treści, będzie on wart więcej niż gdyby został umieszczony w biografii autora lub został wrzucony do kilkudziesięciu innych linków. [16] Ponadto, treść otaczająca dany link powinna być istotna dla jego celu. Na przykład, jeśli chciałbyś zamieścić link do strony głównej swojego gabinetu dentystycznego i chcesz uszeregować słowa kluczowe związane z dentystyką, lepiej jest, aby tekst w części lub paragrafie wokół niego był również związany z dentystyką. [42]

Inne rzeczy do rozważenia: -

Istnieją inne cechy charakterystyczne linku, które należy wziąć pod uwagę podczas tworzenia linku do strony internetowej stomatologicznej, która zawiera następujące elementy: -

Rodzaj anchor text: -

Rodzaj kotwicy to tekst, który znajduje się w linku. Dentysta musi upewnić się, że zdecydowana większość z nich to markowe linki tekstowe anchor, takie jak "Dental Business Name". Dentysta może również dotrzeć do kilku dokładnie dopasowanych słów kluczowych, takich jak "Dentysta Twoje miasto, Twój stan". Dobrym pomysłem jest również wymieszanie w niektórych losowych linkach anchor text, takich jak "kliknij tutaj" lub w niektórych surowych linkach url, takich jak https://www.yourdentalbusinessname.com. [42]

Do-follow lub no-follow link: -

Dentysta musi upewnić się, że link nie jest no-follow, aby uzyskać efekt linku i może być znany po obejrzeniu kodu źródłowego strony internetowej, na której się znajduje. Aby linki wyglądały naturalnie i nie były manipulowane, dobrym pomysłem jest jednak posiadanie kilku linków "no-follow", z których większość to linki "do-follow". [39]

Podsumowując, jeśli dentysta ma link z wysoce autorytatywnej, odpowiedniej strony internetowej w dobrej lokalizacji, to zawiera on markowy anchor text i link "zrób to", a wtedy najprawdopodobniej będzie miał bardzo cenny link. I nie jest również konieczne, aby wszystkie trzy musiały być idealne, aby był to potężny link.

Linki z odpowiednich katalogów: -

Zawsze najlepiej jest znaleźć związane z dentystycznych katalogów internetowych i uzyskać dentystycznych biznesowych wymienionych tam. Poniżej znajdują się przykłady linków do katalogów, na których można wymienić gabinet stomatologiczny: -

- Best of the Web (botw.org)
- Yelp
- Lista Angie
- Kartoteki dentystyczne lub lekarskie

- Wszelkie lokalne katalogi

Guest Posts for Backlinks: -

Wśród kilku marketerów cyfrowych istnieje przekonanie, że "guest posting jest martwy". Jest on martwy w przypadku artykułu wymienionego na dowolnej losowo wybranej stronie internetowej, która pozwala każdemu innemu użytkownikowi na zamieszczenie gościnnego postu. Tego typu posty gościnne zdecydowanie nie powinny być ścigane8. Jeśli jednak poprzez wpisanie przez gościa można uzyskać artykuły na stronach internetowych związanych z dentystyką, to na pewno warto je uzyskać. Ponownie, z budowaniem linków to wszystko jest o relewantność, więc jeśli strona, o której mowa jest skoncentrowany na dentystycznych tematów pokrewnych, to dentyści powinni dążyć do uzyskania ich artykuł post bloga wymienione tam. [41]

Szpiegując profile zawodników: -

Imitacja jest najwyższą formą pochlebstwa, i to również w przypadku budowania ogniw stomatologicznych. Lekarze dentyści powinni odwracać backlinki konkurenta stomatologicznego i starać się uzyskać te linki dla siebie. Ale trzeba się upewnić, że linki nie są spam moje lub złe, czasami nazywane czarny kapelusz SEO. [12] Może istnieć powód, dla którego tak dobrze się prezentują w rankingu, a powodem tym mogą okazać się techniki budowania linków do black hat, które Google i inne wyszukiwarki uznają za złe techniki. Niestety, dentysta może zostać ukarany, jeśli nie jest ostrożny. [14]

Technika zarabiania na połączeniach: -

Technika ta polega na tworzeniu niesamowitych, gwieździstych i godnych linków treści, które "zarabiają" na linkach, wykonując działania informacyjne do tych, które mogą się do nich odwoływać. Jednym ze sposobów, aby wymyślić pomysły na treści jest badanie online niektórych z najbardziej popularnych i najbardziej linkowanych treści online związanych z przemysłem stomatologicznym. Następnym krokiem jest stworzenie jeszcze lepszej wersji tej treści, którą ludzie będą chcieli do niej linkować z powrotem. Następnie należy odtworzyć linki prowadzące do oryginalnej treści, która zainspirowała dentystę, a następnie wysłać do niego wiadomość e-mail z prośbą o link. [39] To wymaga dużo pracy, ale ta technika może iść wirusowe i przynieść nie tylko wiele cennych linków, ale także social media wspomina i bezpośredni ruch na stronie internetowej. Dentyści mogą korzystać z tej techniki na tematy związane z dentystyką, tworzyć przewodniki po mieście lub mieście, które są oparte na docelowej okolicy, a także wykonywać działania informacyjne na tych, jak również. Możliwości są nieograniczone. [42]

Infografie: -

Grafika informacyjna jest taka, jak brzmi - dostarcza informacji w formacie graficznym. Jest to pomocne, ponieważ może podjąć temat, który może być nieco nieaktualny lub nudny, i uczynić go bardziej wciągającym, prezentując informacje i statystyki w formie graficznej. Na przykład, dentysta może wziąć kilka statystyk dotyczących chorób dziąseł lub zębów i przedstawić je w błyszczącej grafice na swojej stronie internetowej. [41]Dentysta może również podzielić się tą grafiką na innych stronach internetowych związanych z dentystyką i uzyskać link zwrotny. Dodanie logo gabinetu dentystycznego, nazwy i informacji o stronie internetowej wbudowanej w grafikę jest ważne, ponieważ istnieje szansa, że ktoś użyje jej na swojej stronie internetowej bez linku zwrotnego. W ten sposób dentysta może stworzyć dodatkową świadomość marki. Tworzenie grafiki informacyjnej może być czasochłonne i będzie kosztować więcej, ponieważ dentysta będzie musiał zatrudnić zdolnego grafika, aby ją stworzyć. Profesjonalnie zilustrowana grafika informacyjna, jeśli zostanie prawidłowo wykonana, może stać się wirusem, który pomaga w uzyskaniu dużej ilości linków. [8]

Inne rodzaje technik budowania linków na stronach internetowych branży stomatologicznej: -

Istnieje kilka innych rodzajów technik budowania linków, takich jak pisanie postów na forum, komentowanie blogów, linki do zasobów lub stron z linkami, łamanie linków, wysyłanie e-maili do linków, itp. Dentyści muszą upewnić się, że linki są dobrej jakości poprzez przestrzeganie wiarygodnych, odpowiednich i w niektórych dobrych kryteriów lokalizacji, aby zapewnić sukces. 9

Podczas tworzenia linków dla praktyki stomatologicznej ważne jest, aby upewnić się, że linki znajdują się na autorytatywnych stronach internetowych, strona jest istotna dla branży stomatologicznej, a obszar, na którym znajduje się link jest w dobrej lokalizacji. [42]

MARKETING CYFROWY NA OBSZARACH WIEJSKICH

W Indiach, nawet w tym nowoczesnym pokoleniu, istnieje ogromna liczba wiosek, które są "medialnie mroczne". Nie ma niezawodnego źródła prądu, smartfonów, telewizorów itp. Jedynymi dostępnymi mediami są radio AM i FM lub podstawowe telefony. [51]Do głównych problemów z dostępem do opieki stomatologicznej na obszarach wiejskich należą:

-Izolacja geograficzna - Na obszarach wiejskich jest mniej pracowników służby zdrowia dentystycznego, co powoduje, że ludzie muszą podróżować dalej, aby uzyskać opiekę zdrowotną w zakresie jamy ustnej.

-Brak odpowiednich środków transportu - Systemy transportu publicznego często nie istnieją, co powoduje, że mieszkańcy wsi, a zwłaszcza mieszkańcy o niskich dochodach, mają trudności z dojazdem do dentysty.

-Populacje wiejskie żyjące w ubóstwie najczęściej nie mogą sobie pozwolić na opiekę dentystyczną lub zakup dentystycznego ubezpieczenia zdrowotnego.

-Duża populacja osób starszych - Ameryka wiejska ma wyższy odsetek osób starszych, które mają mniejsze szanse na objęcie opieką stomatologiczną, ponieważ na ogół nie są zatrudnione, a Medicare nie zapewnia świadczeń stomatologicznych. [52]

-Znaczna większość obszarów kraju, w których występują niedobory pracowników służby zdrowia dentystycznego, znajduje się w Ameryce Północnej.

-Niskie stawki refundacji powodują, że wielu dentystów nie akceptuje pacjentów z Medicaid lub Children's Health Insurance Program (CHIP).

-Brak zaopatrzenia w wodę we wspólnocie fluoryzowanej - Społeczności wiejskie często uważają systemy wody fluoryzowanej za zbyt kosztowne. [42]

Połączenie starszego wieku demograficznego i niedostępności szybkich sieci szerokopasmowych i telefonii komórkowej prowadzi do rosnącej przepaści cyfrowej między obszarami miejskimi i wiejskimi. Marketing jest kluczem do sukcesu w każdym biznesie, a praktyki stomatologiczne nie są tu wyjątkiem. Pierwszym krokiem w marketingu stomatologicznym, w każdej dziedzinie, jest zawsze sesja SWOT. Sesja SWOT oznacza po prostu zorganizowany sposób na określenie swoich mocnych i słabych stron, możliwości i zagrożeń. [42]

-• **STRENGTHS**: Co wyróżnia Twoją praktykę stomatologiczną spośród innych stomatologów w Twojej okolicy? Wymień wszystkie możliwe elementy, które możesz zachować i wykorzystać, aby Twoja praktyka wyróżniała się na tle konkurencji.

-• **TŁUMACZENIA:** Jakie są największe cierpliwe wołowiny? Bądź szczery z tą listą, abyś mógł rozpoznać i poradzić sobie z wszelkimi przeszkodami.

-SZANSE: Skąd weźmie się praktyka wzrostu? Oceń każdą pozycję, aby określić, z czego możesz skorzystać.

-• Czy są jakieś problemy, które twoja praktyka musi przewidzieć, przygotować się i bronić przed nimi? [9]

Postępy w dziedzinie komunikacji cyfrowej, telekomunikacji i Internetu wprowadzają bezprecedensową szansę na zdalny dostęp do opieki medycznej. W Indiach, gdzie większość ludności mieszka na obszarach wiejskich i gdzie placówki służby zdrowia są niewystarczające, teledentystyka może w znacznym stopniu przyczynić się do zmniejszenia przepaści między popytem a podażą. To "nie" jest nowa specjalność. W rzeczywistości jest to alternatywna metoda świadczenia istniejących usług dentystycznych. "Telemedycyna" polega na wykorzystaniu technologii informatycznych i systemów komunikacyjnych do świadczenia usług opieki zdrowotnej na odległość. Wykorzystuje ona technologie elektroniczne do komunikacji w celu świadczenia i wspierania opieki zdrowotnej, gdy odległość dzieli uczestników. [27] Telemedycyna jest obecnie stosowana w akademickich ośrodkach medycznych, szpitalach społecznościowych, firmach opieki zarządzanej, szpitalach wiejskich, a także na arenie międzynarodowej do łączenia usługodawców w krajach rozwijających się ze szpitalami w krajach rozwiniętych. [43]

Korzystając z zaawansowanych technologii informatycznych, nauka o stomatologii pokonała dziś znacznie większe odległości niż kiedykolwiek była w stanie. Nowe technologie informacyjne nie tylko poprawiły jakość zarządzania pacjentami stomatologicznymi, ale również umożliwiły ich częściowe lub całkowite zarządzanie w odległości tysięcy kilometrów od ośrodków zdrowia lub wykwalifikowanych lekarzy dentystów. Całym procesem tworzenia sieci kontaktów, udostępniania informacji cyfrowych, odległych konsultacji, badań i analiz zajmuje się segment nauki telemedycyny zajmujący się stomatologią, znany jako "Telestomatologia". Jest to połączenie telekomunikacji i stomatologii, obejmujące wymianę informacji klinicznych i obrazów na odległość na potrzeby konsultacji stomatologicznych i planowania leczenia. Termin "Teledentysta" został po raz pierwszy użyty w 1997 r., kiedy to Cook zdefiniował go jako "praktykę wykorzystywania technologii wideokonferencyjnych do diagnozowania i udzielania porad dotyczących leczenia na odległość". Telestomatologia ma możliwość poprawy dostępu do opieki zdrowotnej w zakresie jamy ustnej, poprawy świadczenia opieki zdrowotnej w zakresie jamy ustnej i obniżenia jej kosztów. Może również wyeliminować różnice w opiece zdrowotnej dotyczącej jamy ustnej pomiędzy społecznościami wiejskimi i miejskimi. [44]

Na obszarach wiejskich świadczenie usług opieki zdrowotnej w zakresie jamy ustnej dla dorosłych i dzieci może być również udostępnione za pomocą modelu mobilnych usług stomatologicznych. W tym modelu mobilny unit dentystyczny służy do przeprowadzania badań stomatologicznych, dostarczania zabiegów fluorkowych i uszczelniaczy oraz wykonywania zdjęć rentgenowskich. Podstawową funkcją mobilnych unitów dentystycznych jest "służenie jako usługi pomocnicze w operacjach szpitali przyjmujących pacjentów, szczególnie w obszarach priorytetowych, zaniedbanych, trudno dostępnych i odległych". Niektóre programy świadczą usługi edukacji zdrowotnej w zakresie jamy ustnej. Mobilne jednostki mogą być również wykorzystywane do dostarczania przenośnego sprzętu dentystycznego do szkół, ośrodków typu Head Start, ośrodków zdrowia i organizacji społecznych, w których dentyści mogą świadczyć usługi opieki zdrowotnej w zakresie jamy ustnej. Mobilne aparaty dentystyczne mogą odwiedzać to samo miejsce kilka razy w roku. Według Shobha Tandon et al., mobilne usługi dentystyczne okazały się być skutecznym uzupełnieniem usług stomatologicznych świadczonych przez szkoły stomatologiczne i prywatnych lekarzy dentystów. Działają one jako pierwsza forma kontaktu z ludźmi z terenów wiejskich i łagodzą ich potrzeby w zakresie ochrony zdrowia jamy ustnej. MDU są również sposobem na zapewnienie kompleksowej opieki zdrowotnej w zakresie jamy ustnej, przy czym leczenie i edukacja jamy ustnej są zapewnione ludności wiejskiej w tym samym miejscu. [44]

Programy rządowe -

Koncepcja Indii Cyfrowych na obszarach wiejskich: Celem Digital India jest stworzenie zwiększonego dostępu do Internetu nawet na obszarach wiejskich. Oznacza to, że nawet mieszkańcy wsi i małe przedsiębiorstwa będą miały zasięg przekraczający wszelkiego rodzaju ograniczenia. Wizją programu jest stworzenie zdigitalizowanego kraju, który przyjmie cały nowy świat pełen niewykorzystanych potencjałów, a także otworzy drogę do inwestycji w wielu niszowych branżach, a ponadto stworzy możliwości dla sektora technologicznego. Program Cyfrowe Indie jest opracowany na dziewięciu dźwigarach nośnych:

1. **Broadband Highways: Dostęp** do informacji online podczas podróży będzie udostępniany za pośrednictwem portali internetowych i aplikacji mobilnych. Szybkie autostrady szerokopasmowe będą udostępniane za pomocą światłowodów łączących wszystkie obszary oddalone, departamenty rządowe, uniwersytety, badania i rozwój itp.
2. **Uniwersalny dostęp mobilny: Cyfrowy** program rządu Indii sprawi, że cały naród będzie dobrze połączony, wydajny i bardziej produktywny pod każdym względem. Technologie sieciowe takie jak 3G, 4G i nadchodzące 5G szturmują szybkość i pomagają w łatwej łączności.
3. **Publiczny dostęp do Internetu:** Program Publicznego Dostępu do Internetu składa się z dwóch pod-komponentów, które są Wspólnymi Ośrodkami Obsługi i Urzędami Pocztowymi jako centrami wielousługowymi. Centra te stałyby się rentownymi i wielofunkcyjnymi punktami końcowymi świadczącymi usługi rządowe i biznesowe.

DeitY byłby departamentem węzłowym odpowiedzialnym za wdrożenie programu. Program ma na celu przekształcenie Urzędów Pocztowych w centra wielousługowe.

4. **E-Governance:** Pomaga to w przekształceniu każdej pracy ręcznej w system pełnej automatyzacji. Zrewolucjonizuje to cały system w następujący sposób: - Dostęp online do aplikacji, czyli dostępność wszystkich baz danych i informacji w formacie elektronicznym. - Bezproblemowe śledzenie zadań. - Interfejs pomiędzy działami dla lepszej produkcji pracy. - Szybkie reagowanie, analizowanie i rozwiązywanie trwałych problemów i wielu innych (Gupta i Arora, 2015).
5. **e-Kranti:** Ten program w pełni koncentruje się na cyfrowym programie wiedzy, w którym edukacja, zdrowie, rolnictwo, prawa, finanse i wiele innych usług będzie świadczonych na bardzo dużej przepustowości dla każdej osoby.
6. **Produkcja elektroniki:** Ten kamień milowy ma na celu stworzenie ogromnej bazy dla produkcji elektronicznej w Indiach przy pomocy technologii cyfrowych i umiejętności.
7. **IT dla Jobs:** Rząd przygotowuje się do zapewnienia młodzieży szkoleń i nauczania umiejętności w zakresie możliwości zatrudnienia w sektorze IT.
8. **Wczesne żniwa:** Govt. planuje założyć program Aadhaar Allowed Fingerprint Presence Program we wszystkich rządowych miejscach pracy w Delhi. Internetowy system aplikacji pozwoli na dokumentowanie online obecności i jej oglądanie przez zainteresowane strony.
9. **Informacje dla wszystkich:** Strony internetowe i aplikacje mobilne będą przekazywać pożądane dane, a media społecznościowe pomagają w realnym

uczestnictwie. Wszystko jest połączone poprzez sieci wirtualne. Szybki przepływ pracy i brak opóźnień wynikających z oczekiwania w kolejkach. [59]

Reklamy telewizyjne dla obszarów wiejskich-

Jak to się mówi, "uncja prewencji jest warta funta lekarstwa". Jest to możliwe tylko poprzez zwiększenie świadomości i niepodzielnej uwagi wśród ludzi, co pomoże osiągnąć lepszy stan zdrowia jamy ustnej. Środki zapobiegawcze i tworzenie świadomości są niedrogie w porównaniu z drogimi metodami leczenia chorób jamy ustnej, zwłaszcza na obszarach wiejskich. Lokalne i międzynarodowe media odgrywają istotną rolę jako łącznik między pracownikami służby zdrowia a szerszym gronem społeczeństwa. Władze zdrowotne kształcą i powierzają mediom istotne informacje na temat zdrowia, które są następnie przekazywane społeczeństwu w łatwo dostępnych formatach za pośrednictwem różnych kanałów medialnych. [5] W latach 2014-15 wprowadzono Narodowy Program Zdrowia Jamy Ustnej (NOHP) w celu wzmocnienia publicznych placówek służby zdrowia w kraju, aby zapewnić dostępną, przystępną cenowo i wysokiej jakości opiekę zdrowotną jamy ustnej. [48] Program ten składa się z dwóch elementów, jak poniżej: Komponent NHM i komponent trzeci. Komponent NHM obejmuje wsparcie udzielane państwom w celu utworzenia jednostek opieki dentystycznej w szpitalach powiatowych lub poniżej, a wsparcie udzielane jest w ramach wsparcia dla następujących komponentów: Wsparcie siły roboczej [dentysta, higienistka stomatologiczna, asystent dentystyczny], sprzęt, w tym fotel dentystyczny, materiały eksploatacyjne do zabiegów stomatologicznych. Komponent trzeci obejmuje działania na poziomie centralnym, takie jak projektowanie materiałów IEC (informacyjnych, edukacyjnych, komunikacyjnych), takich jak plakaty, TV, Spoty Radiowe i moduły szkoleniowe, itp. [10]

Środki masowego przekazu zostały zidentyfikowane jako możliwe narzędzie edukacji zdrowotnej w zakresie stomatologii na poziomie krajowym (Schou, 1987) i mogą dostarczać informacji i zwiększać świadomość jednostek w odniesieniu do konkretnych zagadnień (Rise i Sogaard, 1987). Nadawanie programów telewizyjnych rozpoczęło się w Indiach w 1959 roku przez Doordarshan, stanowe medium komunikacji, i rozwijało się powoli przez ponad dwie dekady. Prywatne firmy docierają do społeczeństwa za pomocą kanałów satelitarnych; zarówno telewizja kablowa, jak i DTH uzyskały w Indiach szeroką bazę abonentów. Według ostatniego sondażu Broadcast India 2018 i BARC India, kraj ten posiada obecnie 197 milionów domów telewizyjnych, w porównaniu ze 183 milionami w roku 2016, przy stałym wzroście na poziomie 7,6 procent. Styl, lokalizacja i kontekst komunikatów i obrazów dotyczących zdrowia jamy ustnej w środkach masowego przekazu w kulturze popularnej może mieć wpływ na interpretację zdrowia jamy ustnej przez publiczność. W badaniu jakości i pochodzenia edukacji w zakresie zdrowia jamy ustnej w Finlandii stwierdzono, że najczęściej wymienianymi źródłami informacji o zdrowiu jamy ustnej są radio i telewizja. [50] Getzfrid stwierdza w przeglądzie literatury dotyczącej telewizyjnej edukacji zdrowotnej w zakresie zdrowia jamy ustnej, że podstawową rolą telewizji jest tworzenie lub pobudzanie zainteresowania, a nie motywowanie do zmiany zachowań jednostki. Próby nauczania behawioralnych umiejętności stomatologicznych za pomocą telewizji również były wcześniej zgłaszane. Brusch i inni dowiedzieli się o znaczącej poprawie higieny jamy ustnej i zdrowia dziąseł po telewizyjnym programie opieki zdrowotnej nad jamą ustną, który obejmował aktywne uczestnictwo poprzez grupowe prowadzenie zajęć. Ogromna obietnica kampanii telewizyjnych leży w ich zdolności do rozprzestrzeniania dobrze zdefiniowanych komunikatów behawioralnych do dużej liczby odbiorców wielokrotnie, w czasie, w sposób przypadkowy i przy niskim koszcie na głowę.

Jak wszystko, kampanie telewizyjne i reklamy również mają pewne ograniczenia. Jednym z takich ograniczeń jest "analfabetyzm" w zakresie zdrowia jamy ustnej osób, do których skierowane są kampanie. Analfabetyzm w zakresie zdrowia jamy ustnej nie jest po prostu brakiem wiedzy, ale faktycznie wskazuje na brak władzy. Ci, którzy posiadają wiedzę na temat etiologii zdrowia jamy ustnej, a nawet po prostu wyrażają na poziomie indywidualnym reakcje behawioralne na normy społeczne, wchłaniają niektóre z przekazów medialnych i kształtują je w swoich własnych ramach odniesienia. Ci, którzy nie mają lub mają niską znajomość zagadnień związanych ze zdrowiem jamy ustnej, nie znajdą w tych przekazach nic, co mogliby dodać lub włączyć do swojej wiedzy. Tak więc zdolność mediów do kształtowania i wpływania na postrzeganie i postawy ludzi wymaga, aby osadzone w nich komunikaty były poprawne i łatwo zrozumiałe, gdy ogląda się je z perspektywy paradygmatu profilaktyki zdrowotnej.

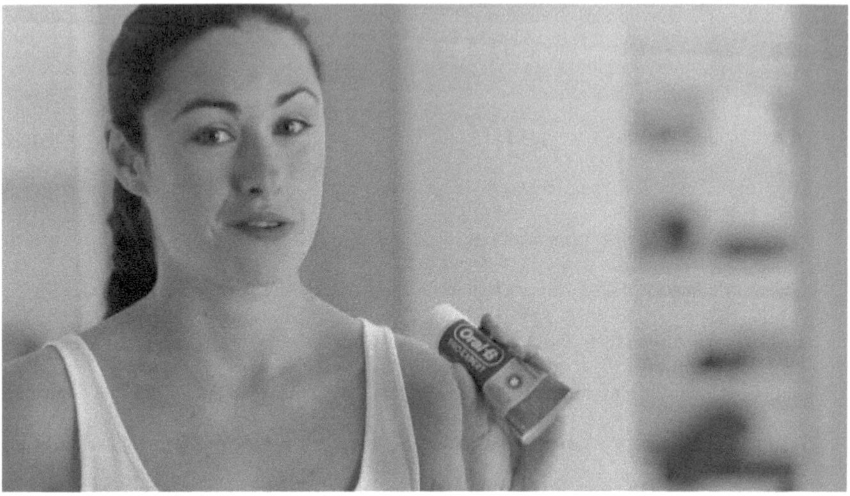

Rys. 14

Transmisja radiowa dla obszarów wiejskich:

Ludność wiejska na obszarach oddalonych jest często marginalizowana z powodu braku dostępu do aktualnych i wiarygodnych informacji i środków komunikacji. Na takich obszarach radio pozostaje wybranym środkiem komunikacji i jedynym źródłem informacji ponadlokalnej dla wielu społeczności. [51]

Termin "radio" wywodzi się od łacińskiego słowa "promień", które oznacza "mówiła o kole, wiązce światła, promieniu". Wynalazcą radia jest Guglielmo Marconi. W 1897 roku założył stację radiową na wyspie Wight w Anglii. Rola środków masowego przekazu polega na dostarczaniu słuchaczom informacji, edukacji lub rozrywki albo wszystkich trzech zrównoważonych w różnych proporcjach. All India Radio (AIR), oficjalnie znane od 1956 roku jako Akashvani ("Głos z nieba"), jest narodowym publicznym nadawcą radiowym w

Indiach i oddziałem Prasar Bharati. Zostało założone w 1930 roku, jest siostrzaną służbą Doordarshana Prasara Bharatiego, narodowego nadawcy telewizji publicznej. All India Radio jest największą siecią radiową na świecie. AIR objęło swoim zasięgiem ponad 99% ludności Indii, zgodnie z ostatnimi informacjami podanymi przez Ministra Informacji i Transmisji. [51] Usługi zewnętrzne Radia All India Radio są dostępne w 27 językach i mają zasięg również w krajach sąsiednich. All India Radio uruchomiło serwis informacyjny na telefon w dniu 25 lutego 1998 r. w New Delhi. Biuletyny informacyjne AIR są dostępne w dziewięciu językach regionalnych (Tamil, Kannada, Gujarati, Bengali, Marathi, Północny Wschód, Punjabi, Telugu i Urdu). Vividh Bharati jest jednym z najbardziej znanych serwisów AIR. [93] Jego nazwa w przybliżeniu tłumaczy się jako "Diverse Indian", a także jest znana jako Commercial Broadcasting Service (CBS). Jest to komercyjnie najbardziej dostępna z sieci AIR. Vividh Bharati oferuje szeroki zakres programów, w tym wiadomości, muzykę filmową i programy komediowe. Działa na różnych częstotliwościach pasma średniofalowego dla każdego miasta.

Community Radio jest nową koncepcją w nadawaniu w Indiach. Każda z tych stacji obsługuje niewielki obszar, świadcząc usługi użytkowe docierające wprost do serca społeczności, która używa mikrofonu do odzwierciedlenia i wzbogacenia swojego życia i ekspresji artystycznej. Pierwszy eksperyment w lokalnym/społecznym radiu został przeprowadzony w Nagercoil, Tamil Nadu. Eksperyment rozpoczął się 30 października 1984 r.41. Radio społecznościowe jest nową koncepcją w radiofonii w Indiach. Każda z tych stacji obsługuje niewielki obszar, świadcząc usługi użyteczności publicznej docierające wprost do serca społeczności, która używa mikrofonu do odzwierciedlenia i wzbogacenia swojego życia i ekspresji artystycznej. Pierwszy eksperyment w radiu lokalnym/ społecznościowym został przeprowadzony w Nagercoil, Tamil Nadu. Eksperyment rozpoczął się 30 października 1984 roku. Radio społecznościowe w Indiach ma wiele zalet w porównaniu z All India Radio i Private FM. Programy prawie zawsze w językach lokalnych zajmują się sprawami lokalnymi z udziałem zwykłych ludzi, tak aby mieszkańcy wsi i ludność miejska rozumieli o co im chodzi. [51]

W Indiach można wyróżnić radio jako najbardziej efektywny instrument dla mieszkańców wsi, co sprawia, że jego zalety w porównaniu z innymi mediami są nieporównywalne pod względem możliwości przenoszenia transmisji, efektywności kosztowej itp. Są one nie tylko tańsze i łatwiej dostępne na obszarach wiejskich, ale ich programy mogą być również dostosowane do lokalnych potrzeb w zakresie języka, kultury i wartości. Możliwość przekazywania wiadomości i informacji w różnych językach sprawia, że radio jest uniwersalne. [93]

Stan zdrowia jamy ustnej mieszkańców obszarów wiejskich jest jednym z dominujących problemów zdrowia publicznego w stomatologii. Przekazywanie szerokiej gamy informacji na temat zdrowia różnym grupom odbiorców stanowi wyzwanie i w tym kontekście rola środków masowego przekazu (takich jak telewizja, radio, billboardy w gazetach, plakaty, ulotki) jest fundamentalna. Od czasu ich wynalezienia, radia odgrywają kluczową rolę w przekazywaniu informacji na temat zdrowia publicznego. [54] Radio może dostarczyć ważnych podstawowych informacji na temat zdrowia jamy ustnej i chorób. Szersze grono odbiorców ma możliwość dotarcia do analfabetów, a jego niski koszt sprawia, że radio ma przewagę nad telewizją w zakresie edukacji zdrowotnej i promocji. Środki masowego przekazu, takie jak radio, mogą być wykorzystywane jako podstawowy czynnik zmiany lub jako środek wspomagający inne usługi edukacyjne i kliniczne. [51] Do czterech głównych ról mediów należą:

a) Media jako edukator,

b) Media jako kibice,

c) Media jako promotor programu, oraz

d)Media jako uzupełnienie.

Krajowy program zdrowia jamy ustnej (NOHP), który został uruchomiony w latach 2014-15 w celu wzmocnienia publicznej służby zdrowia w kraju, aby zapewnić dostępną, przystępną cenowo i wysokiej jakości opiekę zdrowotną w zakresie jamy ustnej, wykorzystuje również radio jako jeden z elementów usługowych, aby dotrzeć do mieszkańców obszarów wiejskich. [51] W ramach tego programu dostarczono społeczeństwu jasno określone komunikaty radiowe. Wiele innych programów dotyczących zdrowia jamy ustnej było również prowadzonych dla wiejskich Indii, które wykorzystują radio jako jedno z mediów. [93]

Radia mogą być również wykorzystywane do marketingu stomatologicznego. Nowoczesne media marketingowe, takie jak telewizja i Internet, stały się bardzo wpływowe w ciągu ostatniej dekady. Nie ma jednak powodu, aby uważać, że radio straciło swoją wcześniejszą akceptację i znaczenie. W rzeczywistości, popularny i chwytliwy dżingiel w radiu jest nadal bardzo skuteczny w tworzeniu pożądanej reprezentacji marki w umysłach słuchacza. [8] Zaletą reklam radiowych jest to, że są one krótkie i będzie mieć uwagę potencjalnego pacjenta więcej niż długich szczegółowych reklam pisemnych. Im więcej razy reklama radiowa jest uruchamiany na dzień, tym większa szansa ludzie będą słyszeć wiadomość. To daje większą szansę na wciągnięcie nowych pacjentów. Ponieważ stomatologicznych celów marketingowych każdej klasy klientów, to reklama radiowa jest również odpowiednia opcja. [10] Stacja, która przekłada komunikat do bazy pacjentów, które chcesz osiągnąć jest ważnym czynnikiem do rozważenia. Jeśli chcemy dotrzeć do emerytów lub starszych pacjentów, nie będziemy się reklamować na stacji college'u. [51]

W erze tabletów i smartfonów zdumiewające jest to, że wpływ radia jest tak silny jak zawsze. Jeszcze bardziej zdumiewające jest to, że zapierająca dech w piersiach liczba wiernych słuchaczy wciąż dostraja się w każdym dniu, w nadziei na złapanie ulubionej piosenki lub natknięcie się na ważną reklamę. Zrozumiałe jest zatem, że wysiłki marketingowe za pośrednictwem radia nie spadną. Ogólnie rzecz biorąc, radio nadal jest skuteczną dentystyczną strategią marketingową.

DYSKUSJA

Technologia internetowa zmienia sposób stomatologii, ponieważ obecnie "informacje kliniczne są dostępne dla lekarzy dentystów z Internetu". [9] Podobnie jak w środowisku medycznym, lekarze dentyści również korzystają z zasobów internetowych w celu poszukiwania informacji istotnych dla ich potrzeb w zakresie praktyki. Badania mediów społecznościowych zarówno w medycynie, jak i w stomatologii, w dużej mierze skupiały się na wartości mediów społecznościowych dla marketingu i komunikacji z pacjentami oraz dla edukacji klinicznej. Marketing społecznościowy może być stosowany w stomatologii poprzez zajęcie się krytycznymi indywidualnymi zachowaniami grupy docelowej, co daje marketingowi społecznościowemu szeroką domenę2. Istnieje potrzeba poszukiwania "klientów końcowych", na przykład nastolatków, którzy palą lub matek, które muszą uodpornić swoje dzieci itp. [3]

Media społecznościowe pojawiły się w latach 1999-2006: Facebook został uruchomiony w 2004 roku, YouTube w 2005 roku, a Twitter w 2006 roku.[9Praktykujący] dentyści i konsultanci zaczęli korzystać z tych platform w ciągu 2 lat od ich powstania. Mimo że powszechna dostępność podcastów rozpoczęła się w 2004 roku, pierwszy podcast dentystyczny rozpoczął się dopiero w 2008 roku. Pierwszymi użytkownikami mediów społecznościowych do komunikacji z klinicystami byli praktykujący dentyści, higieniści i konsultanci, a następnie przemysł i instytucje, a później organizacje medialne. Tylko 2 konsultantów z branży stomatologicznej działało od 1999 roku, a większość blogów w naszym zbiorze danych rozpoczęła się około 2004-2005.[8]

Ponieważ media społecznościowe nadal ewoluują, a młodsze pokolenie klinicystów dentystycznych przechodzi do praktyki, można oczekiwać, że wykorzystanie mediów społecznościowych będzie wzrastać. Badanie przeprowadzone przez Henry'ego R. K. et al wykazało, że gabinety dentystyczne aktywnie wykorzystują media społecznościowe do marketingu i komunikacji, ale wielu dentystów nie jest pewnych, jak ocenić sukces mediów społecznościowych w swojej praktyce. Wieloaspektowa kampania medialna, obejmująca reklamy radiowe i billboardy, w połączeniu ze społecznym programem edukacyjnym, okazała się skuteczna w zwiększaniu świadomości i badaniach przesiewowych w zakresie kontroli chorób wśród populacji wysokiego ryzyka przy stosunkowo niskich kosztach. Ze względu na możliwości dystrybucyjne mediów społecznościowych, pojedyncza osoba może wyrządzić dużą szkodę danej instytucji, podczas gdy kilkadziesiąt lat temu wymagany był dostęp do głównego nurtu mediów informacyjnych. Trzeba przyjąć do wiadomości, że nie trzeba już "znać kogoś w gazecie", aby uzyskać dostęp do społeczeństwa, wystarczy tylko zalogować się do Internetu. Jak zauważono, posty wideo Whoopi Goldberga i Jacka Klugmana na YouTube miały pozytywny wpływ na to, jak pacjenci postrzegają choroby przyzębia i raka jamy ustnej oraz jak ich dentysta może odgrywać ważną rolę zawodową w leczeniu tych schorzeń. [9]

Media społecznościowe wydają się mieć unikalne zalety w porównaniu z pozaspołecznymi narzędziami edukacyjnymi. Paton c et al przeprowadzili badanie, aby przeanalizować, jak media społecznościowe pomagają w edukacji medycznej i zdrowotnej, w którym dowiedzieli się, że doświadczenie edukacyjne wydaje się być wzbogacone poprzez wykorzystanie mediów społecznościowych, które mają zdolność studentów do wirtualnego budowania więzi, nawiązywania przyjaźni i znajdowania mentorów. [5] Promocja [zdrowia] i zapobieganie chorobom są zgodne z tradycyjnymi ramami marketingu społecznego, ponieważ są skierowane do jednostek - do informowania, zmiany postaw, zmiany zachowań (Grier i

Bryant, 2005).Strategie ochrony zdrowia odbiegają jednak od tradycyjnego myślenia marketingu społecznego. Strategie ochrony zdrowia odbiegają jednak od tradycyjnego myślenia marketingu społecznego. Nacisk położony jest na środowisko, w którym żyje dana społeczność, w celu zmniejszenia lub wyeliminowania szkodliwych i niezdrowych elementów w środowisku. Społeczni marketerzy będą musieli dokładnie zrozumieć przyczynę problemu społecznego lub zdrowia publicznego, który starają się rozwiązać. [3] Social marketerzy" muszą dokładnie zrozumieć przyczynę problemu społecznego, aby opracować skuteczne rozwiązania w zakresie marketingu społecznego. Społeczni marketerzy mogą skorzystać z tego modelu, aby pomóc im w planowaniu strategicznym. Gdy przyczyny problemu społecznego zostaną jasno zrozumiane, można zidentyfikować i usunąć bariery dla zdrowszego stanu zdrowia. Profesjonalne zaufanie i znajomość, które rozwijają się w sieciach społecznościowych wykorzystujących media społecznościowe, może stworzyć identyfikowalne źródło szybko rozpowszechnianej, wiarygodnej informacji wśród profesjonalistów, co może stworzyć ważną zmianę w krajobrazie informacyjnym. [4]

PODSUMOWANIE

Marketing stomatologiczny zmienił się diametralnie w ciągu ostatniej dekady. W tym nowoczesnym pokoleniu, media społecznościowe stają się bezpłatną platformą do marketingu gabinetu stomatologicznego, a także pomaga prowadzić wykwalifikowany ruch na stronie internetowej gabinetu stomatologicznego. Portale społecznościowe, takie jak Facebook, Twitter, Google Plus i LinkedIn, stanowią niezwykłą okazję marketingową dla lekarzy stomatologów, którzy chcą promować swoje niezależne praktyki. Potencjalni pacjenci coraz częściej korzystają z serwisów społecznościowych jako integralnej części ich codziennego życia.

Dentyści mogą wzmocnić swoje sieci społecznościowe poprzez regularne dostarczanie unikalnych, istotnych i bardzo użytecznych samorodków informacji swoim czytelnikom. Interesujące wpisy na blogu, ciekawe wiadomości, referencje pacjentów, a nawet studia przypadków, e-książki i przydatne linki internetowe, a także ciekawe i edukacyjne zdjęcia i filmy mogą być umieszczane na koncie dentysty w mediach społecznościowych, aby uzyskać wyższe "głosy" od czytelników. Portale społecznościowe oferują dentystom możliwość dotarcia do jak największej liczby nowych pacjentów przy jak najniższych kosztach marketingowych na pacjenta. Niewiarygodna siła portali społecznościowych wynika z faktu, że każdy z wyznawców i fanów dentysty ma swoich zwolenników i fanów, co daje nadzieję na lawinowy wzrost. Oprócz docierania do potencjalnych pacjentów w okolicy, gdzie znajduje się gabinet, dentysta może również poprawić komunikację z innymi specjalistami z branży. Mogą to być czołowi dentyści z każdego zakątka świata, potencjalni partnerzy biznesowi, specjaliści ds. mediów, specjaliści ds. marketingu i PR, myśliciele stomatologii, organizatorzy konferencji i eventów stomatologicznych oraz inni wpływowi przedstawiciele branży. Aktywne portale społecznościowe mogą zaprowadzić dentystę do nowych kontaktów, które mogą pomóc w promocji jego gabinetu. Aby zwiększyć perspektywy biznesowe swojej praktyki poprzez marketing w mediach społecznościowych, dentyści mogą współpracować z profesjonalnymi ekspertami od portali społecznościowych lub firmami z doświadczeniem w promocji w mediach społecznościowych.

Nawet jeśli media społecznościowe to świetny sposób na pobudzenie praktyki dentystycznej, dentyści muszą być również świadomi wad korzystania z tych platform internetowych w celu wprowadzenia na rynek pomysłów stomatologicznych. Korzystanie z mediów społecznościowych promocji w stomatologii może być czasochłonne i stresogenne czasami, jeśli dentystyczne plany mediów społecznościowych nie są zarządzane prawidłowo. I co ważne, nie ma gwarancji, że wysiłki mediów społecznościowych będzie nawet dać pozytywne wyniki. Po drugie, media społecznościowe są rajem dla osób o negatywnych i złośliwych zamiarach, które mogłyby poważnie zaszkodzić marce, gdyby strona pozostała niekontrolowana. Tak więc, aby uniknąć tych wad, dentyści muszą być bardziej czujni podczas korzystania z mediów społecznościowych jako strategii marketingu dentystycznego.

Faktem jest, że w każdym rodzaju marketingu, zwłaszcza w marketingu stomatologicznym, jakość jest kluczem, a nie ilość. Platforma mediów społecznościowych, którą wybierze dentysta, będzie miała pewien wpływ na to, jak będą wyglądać tworzone przez nich treści, ale to jakość treści będzie decydującym czynnikiem, jeśli chodzi o wyniki. Pozyskiwanie nowych pacjentów za pośrednictwem mediów społecznościowych nie jest wcale procesem łatwym, ale z pewnością może być skuteczne, jeśli wybierzesz odpowiednią platformę i podzielisz się odpowiednią treścią. Nadszedł czas, aby przestać postrzegać te platformy jako kanały przekazu reklamowego. Zamiast tego należy postrzegać media społecznościowe jako miejsce, w którym można być, cóż, towarzyskim. Dentyści muszą być świetne (nie tylko dobre), a media społecznościowe będą się opłacać, ponieważ jest on zaprojektowany w ten sposób. Dentyści, którzy jeszcze nie obudzili się do potęgi mediów społecznościowych musi zdać sobie sprawę, że nie jest to tylko narzędzie do budowania relacji, ale jest to również dobre narzędzie dla ich działalności.

BIBLIOGRAFIA

1. Andreasen AR. Marketing społeczny: Jego definicja i domena. J Public Pol Mark. 1994;3(12):108-114.
2. Gambhir RS, Gupta T. Potrzeba polityki zdrowia jamy ustnej w Indiach. Ann Med Health Sciences Res. 2016;6(1):50-55.
3. Shuman L, Friedman DP. Marketing w mediach społecznościowych: skuteczne strategie mające na celu przyspieszenie rozwoju praktyki dentystycznej. Dent Econ. 2013;103(6):1-3.
4. Zielone B, Nadzieja A. Promowanie kompetencji klinicznych za pomocą mediów społecznościowych. Edukacja pielęgniarska. 2010 ;35(3):127-129.
5. Paton C, Bamidis PD, Eysenbach G, Hansen M, Cabrer M. Doświadczenie w wykorzystaniu mediów społecznościowych w edukacji medycznej i zdrowotnej. Rocznik informacyjny Med. 2011;20(01):21-29.
6. Stead, M., Gordon, R., Angus, K., & McDermott, L. Systematyczny przegląd skuteczności marketingu społecznego. Health Edu.2007;107:126-191.
7. Kotler P, Zaltman G. Marketing społeczny: podejście do planowanych zmian społecznych. J Mark. 1971;35(3)3-12.
8. Chretien KC, Greysen SR, Chretien JP, Kind T. Umieszczanie w Internecie nieprofesjonalnych treści przez studentów medycyny. J American Med Assoc 2009;302(12):1309-1315.
9. Knösel M, Jung K, Bleckmann A. YouTube, stomatologia i edukacja stomatologiczna. J Dent Edu. 2011;75(12):1558-1568.

10. Gupta A, Tyagi M, Sharma D. Wykorzystanie marketingu w mediach społecznościowych w służbie zdrowia. J Health Managment. 2013;15(2):293-302.
11. Luca NR, Suggs LS. Teoria i modelowe zastosowanie w interwencjach zdrowotnych marketingu społecznego. J Health Commun. 2013;18(1):20-40.
12. Arnett MR, Loewen JM, Romito LM. Korzystanie z mediów społecznościowych przez pedagogów dentystycznych. J Dent Edu. 2013 ;77(11):1402-1412.
13. Kotler P, Levy SJ. Poszerzenie pojęcia marketingu. J Mark. 1969 ; 1:10-15.
14. Dobros M, Katsaliaki K. Applying Marketing Tools in Dental Practice: Sprawa greckich dentystów. Praktyka dentystyczna.2017;16(2):11-17.
15. Lefebvre RC. Integracyjny model marketingu społecznego. J Soc Mark. 2011 ;1(1):54-72.
16. Lefebvre RC. Transformatywny marketing społeczny: współtworzenie dyscypliny i marki marketingu społecznego. J Soc Mark. 2012 ;2(2):118-129.
17. Lindridge A, MacAskill S, Gnich W, Eadie D, Holme I. Zastosowanie ekologicznego modelu w społecznej komunikacji marketingowej. Eur J Mark. 2013;47(9):1399-1420.
18. Listl S, Galloway J, Mossey PA, Marcenes W. Globalny wpływ gospodarczy chorób zębów. J Dent Res. 2015;94(10):1355-1361
19. Oakley M, Spallek H. Social media in dental education: a call for research and action. J Dent Edu. 2012;76(3):279-287.
20. Hamm MP, Chisholm A, Shulhan J, Milne A, Scott SD, Klassen TP, Hartling L. Korzystanie z mediów społecznościowych przez pracowników służby zdrowia i praktykantów: przegląd zakresu. Acad Med. 2013;88(9):1376-1383

21. Fernandez LL, Elahi N, Grajales FJ . Analiza osobistych informacji medycznych ujawnionych w filmach YouTube stworzonych przez pacjentów ze stwardnieniem rozsianym. Studia Technol Informowanie Zdrowia 2009;150:292-296.

22. Yang C, Hsu YC, Tan S. Przewidując determinanty intencji użytkowników do korzystania z YouTube do akcji wideo: moderowanie efektów płciowych. Cyber Psychol Behav Soc Netw. 2010;13:141-152.

23. Park H, Rodgers S, Stemmle J. Wykorzystanie przez organizacje zdrowotne Facebooka do reklamy i promocji zdrowia. J. Interactive Adv. 2011;12(1):62-77.

24. Cox T, Park JH. Facebook marketing we współczesnej praktyce ortodontycznej: Raport konsumencki. J World Fed Orthodont. 2014;3(2):43-47.

25. Wayne T. Klikając na swoją drogę do oburzenia: na portalach społecznościowych, niektórzy są podatni na internetowe oburzenie. Dostępny na stronie: www.nytimes.com/2014/07/06.Accessed 3 marca 2018 r. i ostatnio zaktualizowany 18 września 2018 r.

26. http://en.wikipedia.org/ wiki/Google+. Dostępny: 14 maja 2018 roku i ostatnia aktualizacja 16 czerwca 2018 roku.

27. Melkers J, Hicks D, Rosenblum S, Isett KR, Elliott J. Dental Blogs, Podcasty i Associated Social Media: Mapowanie i analiza opisowa. J Med Internet Res. 2017;19(7):1-12.

28. Parmar N, Dong L, Eisingerich AB. Łącząc się z dentystą na Facebooku: Postawy pacjentów i stomatologów wobec wykorzystania mediów społecznościowych w stomatologii. J Med Internet Res. 2018;20(6):1-12.

29. Carrascosa JM, González R, Cuevas R, Azcorra A. Czy modne tematy są przydatne dla marketingu? Portale społecznościowe online 2013;7:165-176.

30. Brodie M, Flournoy RE, Altman DE, Blendon RJ, Benson JM, Rosenbaum MD. Informacja o zdrowiu, Internet i przepaść cyfrowa. Sprawy zdrowotne. 2000;19(6):255-265.

31. Chretien KC, Farnan JM, Greysen SR, Kind T. Do przyjaciela czy nie do przyjaciela? Portale społecznościowe i wydziałowe postrzeganie profesjonalizmu online. Acad Med. 2011;86(12):1545-1550.

32. MacDonald J, Sohn S, Ellis P. Prywatność, profesjonalizm i Facebook: dylemat dla młodych lekarzy. Med Educ.2010;44(8):805-813.

33. Kind T, Genrich G, Sodhi A, Chretien KC. Polityka mediów społecznościowych w amerykańskich szkołach medycznych. Med Educ 2010;15(53):24-32.

34. Dean JA, Harik GR, Bucheit P, wynalazcy; Google Inc, cesjonariusz. Metody i aparatura do serwowania odpowiednich reklam. US Patent Assoc. 2010:1-14.

35. Li Z, Zhang K, Xie Y, Yu F, Wang X. Znając swojego wroga: rozumiejąc i wykrywając złośliwe reklamy internetowe. Assoc Comput Mechan 2012: 674-686.

36. Novelli WD. Zastosowanie marketingu społecznego do promocji zdrowia i zapobiegania chorobom. Popline.1990;342-369.

37. Stallworth B. Przyszły niedoskonały: Googlowanie po zasady w reklamie behawioralnej online. Fed. Comm. LJ. 2010;462:465.

38. Merriman D, O'Connor K, wynalazcy; DoubleClick Inc, cesjonariusz. Metoda dostarczania, targetowania i pomiaru reklamy w sieciach. US Patent App. 2005:1-86.

39. Chaffey D, Smith PR. eMarketingowa doskonałość: Planowanie i optymalizacja twojego cyfrowego marketingu. Routledge; 2013:1-640.

40. Arasu A, Cho J, Garcia-Molina H, Paepcke A, Raghavan S. Przeszukiwanie sieci. ACM Transact Int Tech . 2001;1(1):2-43.

41. Smiciklas M. Siła infografii: Używanie zdjęć do komunikacji i łączenia się z publicznością. Que Publishing; 2012:1-189. Downes PK. Zestawienie wszystkiego razem; stomatologia i Internet. British Dent J. 2007 ;203(2):75-86.

42. Downes PK. Złożenie tego wszystkiego do kupy; stomatologia i Internet. British Dent J.2007; (2):75-86.

43. Jampani ND, Nutalapati R, Dontula BS, Boyapati R. Zastosowania teledentystyki: Przegląd i aktualizacja literatury. J Int Soc Preventive Commun Dent. 2011;1(2):37-44.

44. Bissessessur S. Analiza porównawcza tradycyjnych badań stomatologicznych z badaniami teledetekcyjnymi. 2016:1-131.

45. Mehdi A, Chaudhry D, Tomar P, Joshi P. Zapobieganie chorobom chronicznym: reorientacja systemów podstawowej opieki zdrowotnej w Indiach. Indian Council Res Int Econ Relat 2016:1-45.

46. Zini A, Sgan-Cohen HD, Vered Y. Narażenie na media i wyniki zdrowotne jamy ustnej wśród dorosłych. Quintessence Int. 2013 ;44(2)146-156.

47. Cabeza LF, Ürge-Vorsatz D, Ürge D, Palacios A, Barreneche C. Penetracja urządzeń gospodarstwa domowego i trendy własnościowe w budynkach mieszkalnych. Przeglądy dotyczące energii odnawialnej i zrównoważonej. 2018;98:1-8.

48. Garai A, Shadrach B. Zabierając ICT do każdej indiańskiej wioski: Możliwości i wyzwania. Int Dev Res Center.2006:1-155.

49. Khan M. Rola radia społecznego w upodmiotowieniu i zmianie społecznej: Analiza radia Jamia 90.4 fm, Delhi i Sangham radio 90.4 FM, Medak, Andhra Pradesh (rozprawa doktorska, Indira Gandhi National Open University).

50. Girard B, redaktor. Ten do oglądania: Radio, nowe ICT i interaktywność. Food Agriculture Org; 2003:1-241.

51. Kumar K. Mieszane sygnały: Polityka nadawania radiowego w Indiach. Ekonomiczny i polityczny tygodnik. 2003:2173-2182.

52. Henry RK, Molnar A, Henry JC. Ankieta na temat wykorzystania mediów społecznościowych przez amerykańskie praktyki dentystyczne. J Contemp Dent Practices. 2012;13(2):137-141.

53. Kublickis P, wynalazca; Kublickis Peter J, cesjonariusz. System i metody dla rynku opartego na mikropłatnościach, z dozwolonym, samoobsługowym, precyzyjnie ukierunkowanym dostarczaniem treści reklamowych, rozrywkowych i informacyjnych oraz marketingu relacji z anonimowymi użytkownikami Internetu. US Patent App .2007:1-87.

54. Hamilton Coimbra Carvalho, José Afonso Mazzon. Homo economicus i marketing społeczny: kwestionowanie tradycyjnych modeli zachowań. J Soc Mark.2013; 3(2):162-175.

55. Welsh DH, Desplaces DE, Davis AE. Porównanie franczyzy detalicznej, niezależnych firm i zakupionych już istniejących, niezależnych firm

rozpoczynających działalność: Lekcje z badania firmy Kauffman. J Market Channel. 2011;18(1):3-18.

56. Sparks MA, O'Seaghdha CM, Sethi SK, Jhaveri KD. Wykorzystanie Internetu jako sposobu na poprawę edukacji medycznej w zakresie nefrologii. Am J Kidney Dis 2011;58(4):512-518.

57. Yadav M, Joshi Y, Rahman Z. Mobile social media: nowy hybrydowy element cyfrowej komunikacji marketingowej. Procedura Soc Behavioral Sci.2015;15(189)335-343.

58. Gardner K. Społeczność online poszukująca praktyki refleksyjnej w ramach kursu stomatologii operacyjnej. J Dental Educ. 2012 ;76(5):641-650.

59. Khatoon B, Hill KB, Walmsley AD. Przyjmowanie technologii mobilnych przez studentów stomatologii. British Dent J. 2014;216(12):669-673.

60. Trusov M, Bucklin RE, Pauwels K. Efekty ward-of-mouth a marketing tradycyjny: wnioski z internetowego portalu społecznościowego. Rynek J. 2009 ;73(5):90-102.

61. Pirani S & Reizes T. The Turning Point Social Marketing National Excellence Collaborative: Włączenie marketingu społecznego do rutynowych praktyk w zakresie zdrowia publicznego. J Public Health Managment Practices.2005;11:131-138.

62. Lusardi A, Keller PA, Keller AM. Nowe sposoby na uratowanie ludzi: Podejście do marketingu społecznego. Nat Bureau Econ Res.2009:1-37.

63. Chaffey D, Smith PR. eMarketingowa doskonałość: Planowanie i optymalizacja twojego cyfrowego marketingu. Routledge; 2013 Mar 5.Dredze M. Jak media społecznościowe zmienią zdrowie publiczne. Inteligentne systemy IEEE. 2012 ;27(4):81-84.

64. Mettes TG, Sanden WJ, Kruiskamp VEL, Mulder J, Wensing M, Grol RP, et al. Rutynowe badanie doustne: winiety kliniczne, obiecujące narzędzie do ciągłego rozwoju zawodowego? J Dent 2010; 38(5):377-386.

65. Neville P, Waylen A. Media społecznościowe i stomatologia: kilka refleksji na temat e-profesjonalizmu. British Dent J. 2015 ;218(8):475-478.

66. Craig Lefebvre R, Flora JA. Marketing społeczny i interwencja w zakresie zdrowia publicznego. Health Edu. 1988 ;15(3):299-315.

67. Freeman B, Potente S, Rock V, McIver J. Kampanie w mediach społecznościowych, które robią różnicę: czego może nauczyć się zdrowie publiczne od sektora korporacyjnego i innych marketerów zmian społecznych. Public Health Res Practices. 2015;25(2):2521-2517.

68. Wymer W. Opracowanie bardziej efektywnych strategii marketingu społecznego. J Soc Mark. 2011;1(1):17-31.

69. Spallek H, Turner SP, DonateBartfield E, Chambers D, McAndrew M, Zarkowski P, Karimbux N. Media społecznościowe w środowisku szkoły stomatologicznej, część A: korzyści, wyzwania i zalecenia do stosowania. J Dent Edu. 2015;79(10):1140-1152.

70. Walsh DC, Rudd RE, Moeykens BA, Moloney TW. Marketing społeczny dla zdrowia publicznego. Sprawy zdrowotne. 1993;12(2):104-119.

71. De Lira AD, Magalhães BM. Marketing cyfrowy w stomatologii i implikacje etyczne. Braz Dent Sci. 2018;21(2): 237-246.

72. Burke-Garcia A, Scally G. Trendy teraz: przyszłe kierunki w mediach cyfrowych dla sektora zdrowia publicznego. J Zdrowie publiczne. 2014 ;36(4):527-534.

73. Tomar SL. Skuteczność kampanii marketingu społecznościowego w mediach w celu zmniejszenia różnic rasowych w zakresie raka jamy ustnej. J Nat Med Assoc. 2009 ;101(8):774-782.

74. Jedele JM, Ismail AI. Ocena wieloaspektowej kampanii marketingu społecznego w celu zwiększenia świadomości i badań przesiewowych w kierunku raka jamy ustnej u Amerykanów afrykańskich. Community Dent Oral Epidemiol. 2010 ;38(4):371-382.

75. Wechsler H, Nelson TE, Lee JE, Seibring M, Lewis C, Keeling RP. Percepcja i rzeczywistość: ogólnokrajowa ocena interwencji marketingowych norm społecznych mających na celu ograniczenie spożycia alkoholu przez studentów szkół wyższych. J Stud Alkohol. 2003;64(4):484-494.

76. Borrell LN, Burt BA, Taylor GW. Prevalence and trends in periodontitis in the USA: from the NHANES III to the NHANES, 1988 to 2000. J Dent Res 2005;84:924-930.

77. Petersen PE. Wzmocnienie profilaktyki choroby jamy ustnej związanej z AIDS HIV/: podejście globalne. Community Dent Oral Epidemiol 2004;32:399-401.

78. Marcenes W, Kassebaum NJ, Bernabé E, Flaxman A, Naghavi M, Lopez A, Murray CJ. 2013. Global burden of oral conditions in 1990-2010: a systematic analysis. J Dent Res. 92(7):592-597.

79. Cho H, Oehlkers, P, Mandelbaum J, Edlund K i Zurek M. Kampania Zdrowego Rozmawiania na temat planowania rodziny w Massachusetts: Podejście nastawione na komunikację. Health Edu.2004;104:314-325.

80. Coulon SM, Wilson DK, Griffin S, George SM, Alia KA, Trumpeter NN, et al .Formative Process Evaluation for Implementing a Social Marketing Intervention to

Increase Walking Among African Americans in the Positive Action for Today's Health Trial. Am J Public Health.2012;102:2315-2321.

81. Lindridge A, SkillS, Gnich W, Eadie D, Holme I. Zastosowanie ekologicznego modelu w społecznej komunikacji marketingowej. Eur J Mark. 2013;47(9):1399-1420.

82. Madill J, Reilly NO, Nadeau J. Finansowanie programów marketingu społecznego poprzez sponsoring: konsekwencje dla oceny. J Soc Mark. 2014; 4(1):22-37.

83. Chretin KC, Greysen SR, Chretin JP, Kind P. Zamieszczanie treści nieprofesjonalnych przez studentów medycyny.J American Med Assoc.2009;302(12):1309-1315.

84. C. Kwestionowanie kolegialnego rytuału przejścia: Ogólnokampusowa społeczna kampania marketingowa, mająca na celu ograniczenie picia alkoholu. J. Drug Educ. 2001;31: 207-220.

85. Werch, C.E., Pappas, D.M., Carlson, J.M., Diclemente, C.C., Chally, P.S. i Sinder, J.A. Wyniki interwencji w zakresie norm społecznych, mającej na celu zapobieganie alkoholizmowi wśród studentów pierwszego roku studiów. J. Amer Coll Health. 2000; 49: 85-92.

86. Gordon R, Mcdermott L, Stead M. i Angus K. "The effectiveness of social marketing interventions for health improvement: what's the evidence?", Public Health 2006;120:1133-1139.

87. Choi Y, Dodd V, Watson J, Tomar ST, Logan HL, Edwards H. Perspektywy Afroamerykanów i dentystów dotyczące komunikacji dentysta-pacjent w zakresie badań przesiewowych w kierunku raka jamy ustnej.Pat Edu Couns 2008;71:41-51.

88. Stahl S, Meskin LH, Brown LJ. Kampania American Dental Association na rzecz walki z rakiem jamy ustnej. J Am Dent Assoc 2004;135:1261-1267.

89. Hastings G, Haywood A. Marketing społeczny i komunikacja w promocji zdrowia. Health Promot Int. 1991;6(2):135-145.

90. Della LJ, Eroglu D, Bernhardt JM, Edgerton E, Nall J. Patrząc w przyszłość nowych mediów w marketingu zdrowotnym: czerpanie propozycji opartych na tradycyjnych teoriach. Health Mark Quarterly. 2008;25(12):147-174.

91. Kukreja P, Sheehan AH, Riggins J. Korzystanie z mediów społecznościowych przez receptorów farmacji. Am J Pharm Educ 2011;75(9):176.

92. Warnakulasuriya KA, Harris CK, Scarrott DM, Watt R, Gelbier S, Peters TJ, Johnson NW. Rak jamy ustnej: niepokojący brak świadomości społecznej wobec raka jamy ustnej. British Dent J. 1999;187(6):319-322.

93. Kumar T, Prdhi S, Bisen A. Rola cyfrowych Indii na arenie wiejskiej. Int J Advance Eng Res Develop. 2017;2:1-4.

Aplikacje stomatologiczne i medyczne

- Practo
- Lybrate
- Mera Doctor
- Portea
- Prescribez
- Epokrates Rx
- Ekspert dentystyczny

- Lex-Dental Complete
- Kierownik Stomatologiczny
- MyDentist
- Medscape
- Historia DC
- Romexis
- Zgarniacz notatek na płótnie HD

FSC
www.fsc.org
MIX
Papier | Fördert gute Waldnutzung
FSC® C083411

Kolibri 360 GmbH
Ferdinand-Jühlke-Straße 7
99095 Erfurt, Deutschland
produktsicherheit@kolibri360.de

Druck:
CPI Druckdienstleistungen GmbH
im Auftrag der
Kolibri 360 GmbH
Ferdinand-Jühlke-Str. 7
99095 Erfurt